五脏靠养
六腑靠通

主编　**许庆友**

副主编　**刘娅玲　刘平羽　熊云昭**

江苏凤凰科学技术出版社・南京

图书在版编目（CIP）数据

五脏靠养　六腑靠通 / 许庆友主编 . — 南京 : 江苏凤凰科学技术出版社，2024.4（2024.7 重印）

ISBN 978-7-5713-4046-9

Ⅰ . ①五… Ⅱ . ①许… Ⅲ . ①养生（中医）– 基本知识 Ⅳ . ① R212

中国国家版本馆 CIP 数据核字（2024）第 027086 号

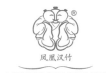

凤凰汉竹

中国健康生活图书实力品牌

五脏靠养　六腑靠通

主　　编	许庆友
全书设计	汉　竹
责任编辑	刘玉锋　黄翠香
特邀编辑	蒋静丽　黄少泉　石　秀
责任校对	仲　敏
责任监制	刘文洋

出版发行	江苏凤凰科学技术出版社
出版社地址	南京市湖南路 1 号 A 楼，邮编：210009
出版社网址	http://www.pspress.cn
印　　刷	苏州工业园区美柯乐制版印务有限责任公司

开　　本	720 mm×1 000 mm　1/16
印　　张	12
字　　数	240 000
版　　次	2024 年 4 月第 1 版
印　　次	2024 年 7 月第 2 次印刷

标准书号	ISBN 978-7-5713-4046-9
定　　价	39.80 元

图书如有印装质量问题，可向我社印务部调换。

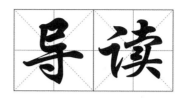

眼睛干涩可能是肝出了问题？

脱发严重可能是肾虚造成的？

失眠多梦可能是心火旺的表现？

当身体内部出现问题的时候，可能会有一些不适的外在表现，这是五脏六腑给你发出的信号。那么，如何才能判断是哪个脏腑出现了问题？怎么才能知道脏腑的问题是什么？又具体该用什么方法调理呢？

脏腑养生其实很简单。《黄帝内经·素问》中说，五脏者，藏精气而不泻也，故满而不能实；六腑者，传化物而不藏，故实而不能满也。所以，五脏要养，需常补；六腑要通，需常清。这是脏腑养生的调理原则。

本书精选了200多个身体信号和30多个脏腑辨证以及对应的调理方法，不仅让你知道五脏六腑出了什么问题，还教你如何对症调理。针对不同的脏腑辨证，调理方法多样，包括饮食调理、穴位按摩、顺时养生、运动调理、情志调养、中药方剂推荐等。

脏腑养生关系到身体的健康，学会调养五脏六腑，阴阳调和才能百病不生。

目录

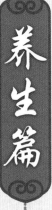

养生篇

第一章 养生先养五脏六腑

第二章 五脏六腑调养有方

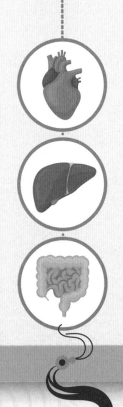

第三章 心为五脏之主，安神定志长精神

五脏篇

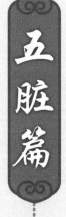

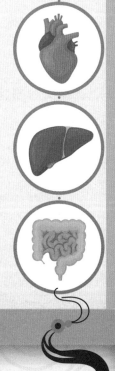

第四章 肝为将军之官，养肝就是养命

第五章 脾为后天之本，脾好少生病

第六章 肺为相傅之官，气魄足远离疾病

第七章 肾为先天之本，肾好百病除

第八章 胆，维持脏腑运行平衡

六腑篇

第九章 胃为仓廪之官，人以胃气为本

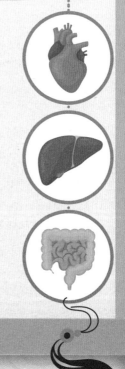

阴阳

天地之道

依存互根，消长转化

五行

金、木、水、火、土

相生相克，相侮相乘

经络

内属于脏腑，外络于肢节

运行气血，濡养全身

四季

春、夏、秋、冬

春夏养阳，秋冬养阴

养生篇

随着社会的发展，越来越多的人开始注重养生。但是有的人不得其法，该补的没有补，该疏通的没有疏通，久而久之身体越养越差。其实，养生就是保养五脏六腑，只有脏腑协调，阴阳平衡，人才不容易生病。

本篇从中医阴阳、五行、经络、四季几个方面进行阐述，让大家懂得如何调理脏腑，明白『富养五脏，穷养六腑』的道理。

第一章 养生先养五脏六腑

养生首先要分阴阳

阴阳学说在中医养生中是经常被提及的一个概念，它认为宇宙间任何事物都具有既对立又统一的两个方面，都在不断地运动和相互作用。这种运动和相互作用，是一切事物运动变化的根源。阴阳学说也就成为认识和掌握自然界规律的一种思维方式。

中医认为，人体的生理活动、疾病的发生和发展，都超不出阴阳这个范畴。因此，想要掌握疾病的发展过程，探求疾病的本质，进而获得满意的疗效，就必须探求人体的阴阳变化情况。正如《黄帝内经·素问》中所说："阴阳者，天地之道也，万物之纲纪，变化之父母，生杀之本始，神明之府也，治病必求于本。"

认识人体的阴阳

阳代表事物具有动的、活跃的、发散的、刚强的一方面；阴代表事物具有静的、不活跃的、凝聚的、柔和的一方面。相互联系的事物，也可以分为阴阳两面。例如，天为阳、地为阴，男为阳、女为阴等。

从整体来说，上部为阳、下部为阴，体表为阳、体内为阴，背属阳、腹属阴，四肢外侧为阳、四肢内侧为阴；以脏腑来分，五脏（心、肝、脾、肺、肾）属阴，六腑（胆、胃、小肠、大肠、膀胱、三焦）属阳。五脏之中又可根据其位置分为阳脏（心、肺）和阴脏（肝、脾、肾），每一个脏腑又可将其功能归为阳，而其物质归为阴。此外，经络亦可分为阳经、阴经等。

阴阳变化的规律

对立制约

　　阴阳具有对立制约的关系，即阴阳双方在一个统一体中会相互对立，相互制约。这种对立制约维持着阴阳之间的动态平衡，从而促进事物的发展和变化。

　　人体的生理、病理等，也体现着阴阳的对立制约关系。人体在正常生理状态下，阴阳双方也不是平静地处于一个统一体中，而是互相制约与变化的，它们处在一个阴阳动态平衡的状态。

依存互根

　　阳依附于阴，阴依附于阳，它们相互滋生、相互依存，任何一方都不能离开另一方而单独存在。阴阳这种相互依存的关系，称为"互根"。以人体活动为例，脏器的机能活动（阳）必须依赖于营养物质（阴）的供给；而营养物质又依靠脏器的机能活动化生。因此，机能活动和营养物质的关系，就是"互根"。

消长转化

　　阴阳是相互对立、相互依存的，但它们不是处于静止不变的状态，它们总是处于"阴消阳长"或"阳消阴长"的运动状态。在人体中，各种机能活动必然要消耗一定的营养物质，这也是阳长阴消的过程；反之，各种营养物质的化生，又必须要消耗一定的能量，而这就是阴长阳消的过程。正常生理状态下，阴阳消长始终处于一种动态平衡。如果这种状态被打破，失去平衡，就会造成某一方面的偏盛或偏衰，从而导致疾病的发生。

　　同一体的阴阳属性，在一定条件下，发展到一定阶段，双方可能会向其相反的方面转化，称之为"阴阳转化"。如果说阴阳消长是一个量变的过程，那么阴阳转化便是一个质变的过程。了解了阴阳变化的规律，才能调控阴阳，减少疾病的发生。

怎样分辨阴阳失调

中医认为，正邪相争会导致人体内的阴阳平衡状态被打破，从而导致阴阳失调。阴阳失调一般可以分为阴证和阳证两大类。

阴证是体内阳气虚衰、阴邪偏盛的证候。一般而言，阴证见寒象，以畏寒、肢冷、精神萎靡、脉沉无力或迟脉等为主证，因脏腑器官功能低下，机体反应衰减所致，多见于年老体弱或久病之人。

阳证是体内阳气亢盛、正气未衰的证候。一般而言，阳证见热象，以身体发热、恶热、肢热、烦躁、脉数有力等为主证，因脏腑器官机能亢进所致，多见于体壮者或有新病者。

阴阳失调会使人体脏腑、经络等生理功能产生变化。阴阳失调的原因不同，表现的症状也不同，主要有阳气偏盛、阳气偏衰、阴气偏盛、阴气偏衰四种。阴证与阳证的主要临床表现可参考下表。

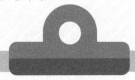

阴证与阳证临床表现

四诊	阴证	阳证
望	面色苍白或黯淡，身重蜷卧，倦怠无力，萎靡不振，舌质淡而胖嫩，舌苔白而润滑	面色潮红或通红，狂躁不安，口唇燥裂，舌质红绛，舌苔厚，甚则燥裂或黑而生芒刺
闻	语声低微，静而少言，呼吸怯弱，气短	语声壮厉，烦而多言，甚则狂言，呼吸气粗，喘促痰鸣
问	饮食减少，喜温热，口不渴，口淡无味，大便溏薄，小便清长或少	口干口苦，喜凉，烦渴欲饮，大便燥结，小便短赤
切	疼痛喜按，身寒足冷，脉沉、细、涩、迟、弱、无力	疼痛拒按，身热足暖，脉浮、洪、滑、数、实而有力

五脏六腑养不对，身体可能会越来越差

《黄帝内经·灵枢》曰：五脏坚固，血脉和调。肌肉解利，皮肤致密。营卫之行，不失其常。呼吸微徐，气以度行。六腑化谷，津液布扬。各如其常，故能长久。这说明了脏腑对人体的重要性。有的人虽然知道要养护脏腑，却因为选错方法，而使身体变得更差。

那么为什么说"五脏常养，六腑常通"是脏腑养生的总原则呢？其实这和五脏六腑各自的功能不同有关。五脏的功能是贮藏精气，以藏为主；六腑主食物的收纳、消化、吸收、传导和排泄，以通为用。五脏藏精气而不泻，六腑传化物而不藏。所以脏腑养生要遵循"五脏常养，六腑常通"的总原则。

五脏常养

五脏是指心、肝、脾、肺、肾，它们共同的生理特点是化生和贮藏精气，正如《黄帝内经·素问》所说，所谓五脏者，藏精气而不泻也，故满而不能实。所谓"满而不能实"，强调的是五脏的精气宜保持充满，但必须流通布散，而不应呆滞。

护心，安神定志

中医认为心藏神。《黄帝内经·素问》说："心者，君主之官也，神明出焉。""神明"指的是精神、思维、意识活动及这些活动所反映的智慧，它们都是由心主管的。心主神明的功能正常，则精神健旺，神志清楚；反之，则神志异常，出现惊悸、健忘、失眠等症状，甚至引起其他脏腑的功能紊乱。

所以，养心就是要安神定志，让心主神明的功能正常。

养肝就是养命

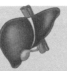

肝是人体的"将军"，在"君主"的指挥下维持机体的生理活动，与精神、血液、筋、爪、目密切相关。肝主疏泄，可以调节全身气血。肝藏血，具有调节血量和防止出血的功能，以维持其他脏腑组织正常生理功能。肝脏是人体重要的排毒器官，它能将身体的毒素进行净化并排出。

正因为肝的重要性，所以有人说，养肝就是养命。

健脾，养好后天之本

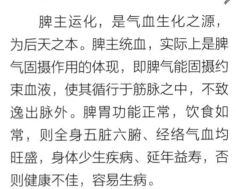

脾主运化，是气血生化之源，为后天之本。脾主统血，实际上是脾气固摄作用的体现，即脾气能固摄约束血液，使其循行于筋脉之中，不致逸出脉外。脾胃功能正常，饮食如常，则全身五脏六腑、经络气血均旺盛，身体少生疾病、延年益寿，否则健康不佳，容易生病。

脾虚百病生，所以要健脾养脾。

益肺，远离肺部疾病

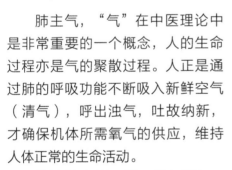

肺主气，"气"在中医理论中是非常重要的一个概念，人的生命过程亦是气的聚散过程。人正是通过肺的呼吸功能不断吸入新鲜空气（清气），呼出浊气，吐故纳新，才确保机体所需氧气的供应，维持人体正常的生命活动。

若肺的功能正常，吸入清气，排出浊气，宗气生成有源，可以司呼吸、行血脉；若肺的功能异常，清气不得入，浊气不得出，则气机逆乱，百病变生。

补肾，呵护生命之根

肾藏精，肾为先天之本，肾为气之根。先天，是胎儿在母体时所受的胎气，是秉承于父母的"精气"，这种与生俱来的先天之精将伴随人的一生。从无到有、从少到盛、从盛到衰、从有到无的整个生命过程，背后都有一个无形的手在主宰，那就是肾精。随着年龄的增长，肾精会慢慢减少，不过可以通过调理让肾精减少得慢一些，让生命之树长青。

六腑常通

六腑是指胃、胆、小肠、大肠、膀胱、三焦。正如《黄帝内经·素问》所说："六腑者，传化物而不藏，故实而不能满也。"六腑的主要功能为受盛和传化水谷，也就是消化食物、吸收营养、排泄糟粕以及为五脏的功能提供物质基础。

肠胃通一通，生活更轻松

肠胃每天要接收、消化许多的食物，里面也会残留很多垃圾。肠胃不通畅，身体就会累积许多的毒素，这些毒素会让身体虚弱，面色变差，容易疲惫，进而导致许多健康问题。而肠胃一旦通畅，就会排出残留毒素，食物的消化也会变得轻而易举。

爱吃肉的人一定要学会利胆

利胆就是促进胆汁分泌，促使肝脏分泌胆盐、胆色素等固体成分，进而分泌富含水分的胆汁等。胆汁是一种消化液，可以促进脂肪的消化，刺激肠道的蠕动。爱吃肉的人容易积食，所以不要忘记利胆，以促进食物的消化。

畅通膀胱的好处，很多人都不知道

人体的泌尿系统就好比一个城市复杂的排污管道，集合各个"企业""民宅"的污水，最后汇集到膀胱，也就是"污水储存站"，从这里排出。所以，要想清除体内之毒，膀胱应畅通无阻。另外，疏通膀胱经，可以让外寒难以侵入，内毒及时排出，这样身体自然健康无忧。

三焦通畅，健康有保障

三焦分为上焦、中焦、下焦，其中，心、肺在上为上焦，脾、胃在中间为中焦，肝、肾在下为下焦。

如果把人体的气血比作马路上行驶的各种各样的小汽车，那么三焦就是"马路"，三焦通畅，气血自然就能运行得当，健康自然就有保障。如果哪个部位受阻，阻碍气血的运行，身体自然也就容易出问题。

五脏与六腑，内外相表里

脏腑为内脏的总称，现代医学中脏腑指的是解剖结构，将脏腑分为多个系统，而中医的脏腑更强调功能属性。中医认为五脏有生成和储存气、血、津液的功能，六腑有消化吸收和传输的功能。

五脏六腑不但各有功能，而且也和对应的脏腑相互协作。脏和腑之间是五脏配五腑的关系，相对应的脏腑有心和小肠、肝和胆、脾和胃、肺和大肠、肾和膀胱。六腑中的三焦被称为"孤腑"，起到统领五脏六腑的作用。

互相对应的脏腑间靠经脉联结，以脏为主，腑为从，腑的消化吸收作用由脏统筹。在性质方面，脏属阴，腑属阳，主要是因为六腑传化物而不藏，故为阳；五脏化生、贮藏精气而不泄，故为阴。脏腑在生理上相互为用，相互协调；在病理上相互影响。

心和小肠

心与小肠二者通过经脉的相互络属构成表里关系。在生理状态下，心火敷布于小肠，小肠受盛化物，泌别清浊，使水谷精微转化成气血输布全身，将重浊之糟粕或多余之水液下输大肠或膀胱，从而维持人体正常的消化、吸收和水液代谢功能。在病理表现上，如心火炽盛，移热于小肠，熏蒸水液，就会引起尿少、尿热赤、尿痛等小肠火热的症状。反之，若小肠有热，亦可循经上炎于心，出现心烦、失眠、舌赤、口舌生疮等症状。

肝和胆

从部位上讲，胆居于肝之内，合二为一，不似其他脏腑，皆分而为二；从经络上讲，肝经和胆经互相络属；从升降上来讲，肝主升，胆主降，升降相辅相成。胆汁为肝所化，可见，肝与胆在生理、病理上互相影响。所以，肝胆相互依存，相互协同，胆汁的分泌、贮存和排泄功能才能正常，才有利于食物的消化和吸收。

脾和胃

脾和胃通过经脉相互络属构成表里，从生理功能上，二者关系主要体现在以下 3 个方面。

一是脾胃运纳协调。脾主运化，胃主受纳和腐熟，没有胃的受纳和腐熟，脾无谷可运、无食可化；反之，缺少脾的运化，胃则无法受纳。所以，胃和则脾健，脾健则胃和。脾胃运纳结合，相互协调，才可以完成纳食、消化、吸收、转输等生理功能。

二是脾胃升降相辅。脾气主升，胃气主降，脾气上升，运化正常，水谷精微才能得到疏布，胃才能维持受纳、腐熟和通降；胃气下降，水谷得以下行，脾才可以正常运化和升清。所以，脾胃之气，一升一降，升降相辅，才可以确保运纳功能的正常。

三是脾胃燥湿相济。脾为脏，属阴，喜燥而恶湿；胃为腑，属阳，喜润而恶燥。脾胃喜恶不同，燥湿之性相反，但二者之间又相互制约、相互为用。所以，脾胃之间燥湿相济才能确保脾胃运纳、升降协调。

肺和大肠

肺和大肠通过经脉相互络属构成表里。肺主宣发，是大肠得以濡润的基础，使大肠不致燥气太过而便秘，大便自然通畅无碍，顺利导下。肺主肃降和通调，是大肠传导功能的动力，也是大肠主燥气的条件，即肺通过促进水液代谢和维持水液平衡的作用，使大肠水分不致过多，保证大肠的"燥化"功能。反过来，大肠传导功能失常，大便秘结，又可使肺气肃降受阻，肺热难以下行，通过泻下通里，才能使肺的功能得到恢复。

肾和膀胱

肾和膀胱通过经脉相互络属构成表里关系，生理功能方面，主要体现在同主小便上。水液通过肾的气化作用，浊者下降至膀胱转化为尿液，通过膀胱进行贮存、排泄；膀胱的贮尿、排尿功能又依赖肾的固摄和气化，肾的功能正常，膀胱才能开合有度。所以，肾和膀胱之间相互依存、相互协同，共同完成小便的生成、贮存、排泄过程。肾气充足，尿液可以储存在膀胱一段时间再排出体外；若肾气虚则不能固摄，就会出现小便频繁、遗尿或尿失禁等症状。

从五行、五色、五味看五脏六腑

　　五行学说也是中医养生中经常被提及的一个理论，该学说认为宇宙间的万物都是由木、火、土、金、水五种物质元素组成的，自然界各种事物和现象的发展变化，都是这五种物质不断运动和相互作用的结果。

　　中医把五行学说应用于医学领域，以系统结构观点来观察人体，阐述人体与外界环境的统一，以及人体局部与整体之间的有机联系、局部与局部的互相影响，这对于揭示机体内部与外界环境动态平衡的调节机制，阐明疾病的诊断和防治等有重要作用。

　　五行学说中的木、火、土、金、水，经过发展已经不是这五种具体物质元素本身，而是天地万物五大类不同运行规律的概括，凡具有某种运行规律的事物或现象即可归于某一行。

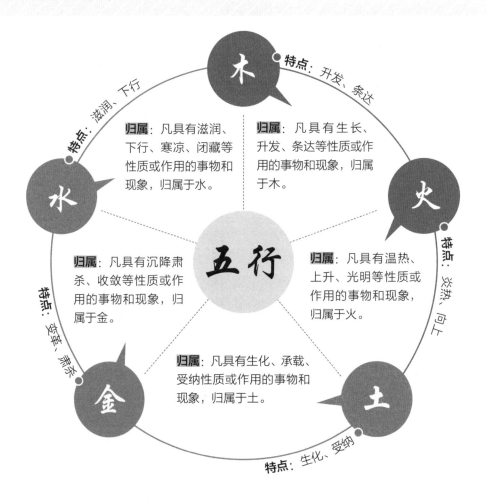

从五行看五脏六腑

　　历代医家为了说明人体内外的整体性和复杂性，还把人体的脏腑组织、生理活动、病理反应，与人类生活密切相关的自然界进行了广泛的联系。五行学说把自然界及人体五脏与五行相配，五脏又联系自己所属的五腑、五体（筋、脉、骨、皮、肉）、五官等，从而把自然界及机体的各部分连接在一起，形成了中医以五行、五脏为中心的体系，体现出人体是一个整体。而且，这个整体是按照五行生克变化规律相互联系和制约的一个有机整体。

　　根据五脏的特性对应到五行中得出：心属火、肝属木、脾属土、肺属金、肾属水。脏腑相表里，则小肠属火、胆属木、胃属土、大肠属金、膀胱属水。

　　在五行学说中，存在着相生相克的关系，即木生火、火生土、土生金、金生水、水生木，而木克土、土克水、水克火、火克金、金克木，传统中医理论正是根据五行相生相克的学说来指导临床诊断和治疗的。

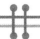

五行相生关系对应到五脏

　　木生火，即肝木济心火，肝藏血，心主血脉，肝藏血的功能有助于心主血脉功能正常发挥。火生土，即心火温脾土。土生金，即脾土助肺金，脾能益气，化生气血，转输精微以充肺，促进肺主气的功能，使之宣肃正常。金生水，即肺金养肾水，肺主清肃，肾主藏精，肺气肃降有助于肾藏精、纳气、主水之功。水生木，即肾水滋肝木，肾藏精，肝藏血，肾精可化肝血，以助肝功能的正常发挥。

五行相克关系对应到五脏

　　心属火，肾属水，水克火，即肾水能制约心火，如肾水上济于心，可以防止心火之亢盛。肺属金，心属火，火克金，即心火能制约肺金。肝属木，肺属金，金克木，即肺金能制约肝木，如肺气清肃下行，可抑制肝阳的上亢。脾属土，肝属木，木克土，即肝木能制约脾土。肾属水，脾属土，土克水，即脾土能制约肾水。

　　从以上的论述中可知，五脏之间的关系是相互滋生、相互制约的，脏腑功能正常协调，化生精、气、血、津液充足，脏腑形神得以充养，是身体健康的基本保障。

从五色看五脏六腑

中医认为，食物的颜色能对应滋补五脏，即五色食物入五脏。五色指赤、青、黄、白、黑。五色食物根据属性确定五行，赤色归属火，青色归属木，黄色归属土，白色归属金，黑色归属水，以此对应相关联的脏腑器官，即赤入心、青入肝、黄入脾、白入肺、黑入肾。

赤补心

赤色食物可以活血养血，促进血液循环。赤色食物多具有缓解疲劳、抗衰老、祛寒补血的作用，能提高人体细胞的活性，增强人体免疫功能，还可以温煦心阳。赤色食物多给人以兴奋感，可以增进食欲。

青养肝

青色食物具有疏肝、护肝、清除肝脏毒素的功效。肝为解毒器官，吃进去的食物需要经过肝脏中转。青色食物包括绿色蔬菜和水果，这些食物富含膳食纤维，具有清肠通便、清肝解毒的作用，可以帮助人体排出体内毒素。

黄益脾

多吃黄色食物能帮助脾胃更好地消化吸收，补益脾气，提高脾脏功能及抗病能力。脾脏运化水谷精微，黄色食物可以增强肠胃蠕动，促进排便排毒，补中益气。脾胃虚弱的人，应多吃黄色食物，可温补脾胃。

白润肺

白色食物多是养肺佳品，可增强肺腑之气，提升肺脏免疫力。白色食物多具有止咳化痰、清肺润燥的作用，且白色食物对预防心血管疾病、安定情绪也有益处。

黑滋肾

黑色食物能滋养肾脏，增补肾精。肾脏之气充盈，可以预防阳痿、遗精、腰膝酸软、盗汗等。黑色食物通常含有丰富的黑色素，黑色素具有抗氧化作用，有助于预防衰老、乌发强骨。

苦味食物可清心火、消暑热，去心中烦热，使心脏更好地发挥功能。另外，苦味食物具有祛除湿邪、止呃逆、排毒的作用，对增强体质有益，如橘皮、苦瓜、百合等。

苦入心

酸味食物能刺激口腔的味觉神经，增强消化功能，具有开胃、收敛的作用。常吃酸味食物可以滋肝阴、养肝血、平肝火，避免肝血不足，从而保护肝脏。一般内火旺盛的人，清火时多吃苦寒或酸味食物，有柔肝调肝的效果，如乌梅、番茄、山楂、橙子等。

酸入肝

甘味指食物的甜味，甘味食物主要在于其可以补养脾胃，有缓解疲劳的作用，如红糖、红枣、蜂蜜、桂圆等。甜味还有助于放松心情，所以工作压力大的人适当吃点甜食有助于舒缓情绪。

甘入脾

辛味食物具有发汗、理气、活血的功效，其特点是气味浓烈、刺激性强，可激发食欲，能够调理气血、疏通经络。但患有痔疮、便秘、神经衰弱的人不宜多食，如葱、姜、蒜、辣椒等。

辛入肺

咸味食物有利水消肿、软坚散结、泻下通便的作用。中医讲的"咸"包括咸寒、咸凉、咸温、咸平等。咸味能滋养肾气，调节人体细胞液和血液渗透压，保持正常代谢，如盐、海带、紫菜、海蜇等。

咸入肾

从五味看五脏六腑

中医认为，食物的味道能对应滋补五脏，五味食物养五脏。五味指苦、酸、甘、辛、咸，一味对应一脏。苦入心、酸入肝、甘入脾、辛入肺、咸入肾。在日常饮食中，"五味不得偏耽，酸多伤脾，苦多伤肺，辛多伤肝，甘多伤肾，咸多伤心"，所以要谨和五味，适当搭配。

第二章 五脏六腑调养有方

五脏六腑怕什么

在五脏六腑的养生过程中，许多人可能会将重点放在应该怎么养，强调养护的方式方法，而忽略一些不好的生活习惯，正是这些被忽略的不良习惯，会对脏腑造成一定的损伤。所以想要养好脏腑，不仅要知道怎么养，还应该知道五脏六腑怕什么。改掉不良的生活习惯，才能真正地养好五脏六腑。

心和小肠怕什么

易伤心的生活习惯

🌙 熬夜

长期熬夜会导致阴血耗伤，阴虚火旺，出现失眠、健忘等。

😊 情绪多变

抑郁、暴怒等不良情绪会严重损伤心的功能，过悲、过喜也会损伤心神。

🚬 抽烟、酗酒

抽烟会加速动脉粥样硬化的形成，对心脏有害。长期过量饮酒可增加患冠心病的概率。

易伤小肠的生活习惯

过量饮酒

酒精在进入人体后，会影响肠道的功能和蠕动，使腹胀、腹痛等症状更加严重。此外，过量饮酒，还会使肠黏膜受到一定的损伤，从而导致腹泻。

摄入高脂肪食物

高脂肪食物会影响消化功能，使肠道的胀气状况更加严重，容易导致便秘。所以，肠胃不好的人尽量少吃高脂肪食物，多吃清淡食物。

肝和胆怕什么

易伤肝的生活习惯

嗜酒如命

酒中含有酒精，酒精大部分都由肝脏进行代谢，长期大量饮酒，超出肝脏的代谢能力，就容易导致脂肪肝、肝炎的发生。

喜食油腻食物

如果摄入的油腻食物过多，就会加重肝脏的负担，不利于肝脏排毒。

嗜好辛辣食物

葱、蒜、韭菜等都属于辛辣食物。辛辣食物能助火，容易导致肝火旺。若是有肝病的人，尤其是肝经有湿热的人，再摄入辛辣食物，会加重其湿热，不利于肝病的好转。

常吃腌制食物

中医认为咸入肾，所以经常食用腌制的食物会加重肾脏的负担。所谓肝肾同源，肾受到损伤对肝也会有影响。

生闷气，易动怒

中医认为"怒"这种不良情绪是由肝所主的，易动怒也伤肝。经常情绪不好会影响肝主疏泄的功能，不利于养肝护肝。

易伤胆的生活习惯

饮食无规律

长期不吃早餐，会导致胆汁中胆酸的含量减少，胆汁变稠，胆囊中出现结石。如果晚餐食用大量高脂肪食物，容易导致肝胆气机失调，肝失疏泄，胆失通降，胆液凝结成石。

长期吸烟

吸烟也是胆道结石的促成因素。因为吸烟可使血清中胆固醇含量增高，造成血脂异常。

大量饮酒

酒是一种刺激性饮品，摄入之后会促进胆囊收缩，容易引起胆囊炎。长时间喝酒还会导致动脉粥样硬化。

脾和胃怕什么

易伤脾的生活习惯

过度劳累

中医认为"劳则气耗"，劳累、思虑过度易耗伤精气，降低免疫力，容易患脾胃疾病。

长期抑郁

中医认为"脾主思"，长期抑郁会伤害到脾。长此以往，就会导致脾失健运，气血亏虚。

饮食不节

饮食不规律会影响到脾胃正常的消化吸收功能，而暴饮暴食则不利于脾胃的运化。

吃大量甜食

中医认为脾喜甘味，适当吃一些甜食可益脾胃之气，但吃多了则不利于脾的运化。

经常吃油炸食品

油炸食物热量高，会加重脾胃负担。如果本身患有脾胃疾病，再大量进食油炸食品，就会出现恶心、呕吐、腹泻等症状。除了要少吃油炸食品，烹调时也要少放油。

易伤胃的生活习惯

久坐不动

缺乏运动刺激，胃肠道蠕动不足，可能导致人体摄入的食物停滞于脾胃内，诱发消化不良。不难发现，日常生活中越是长时间坐着、缺少运动的人，越容易脾虚，感到疲劳，而且越坐越累，一累又会坐得更久，容易形成恶性循环。

晚餐过饱

晚餐过饱其实不符合养生规律，晚上并不需要消耗很大能量，吃得太饱很容易给胃部带来很大的负担，引起消化不良，造成肠胃不适。

暴饮暴食

很多人一遇到自己喜爱的食物就暴饮暴食、随心所欲，不会控制分量。长期如此，就会给肠胃造成不小的压力，还容易引发急性胰腺炎，对身体健康危害很大。

久服苦寒药

凡是有清热、解毒、凉血功能的药基本上都是苦寒药，苦寒药物易伤脾胃。日常生活中常见的牛黄解毒片、牛黄解毒丸、板蓝根等都属于苦寒药。苦寒药在身体有火时才可以服用，不可滥用，否则会伤到脾胃。

肺和大肠怕什么

易伤肺的生活习惯

抽烟

香烟中含有大量化学成分，而且香烟燃烧时产生的烟雾中含有大量的一氧化碳和焦油，对呼吸道会产生很大的毒害和刺激作用，容易损伤器官和肺泡。

😞 抑郁

中医认为，肺在志为忧悲，是指情志的异常变化对肺脏的功能将产生影响，特别是悲哀、忧伤这样的情绪，易损伤肺脏，导致肺功能下降或产生疾病。

🍫 嗜好零食

医学研究显示，经常吃零食易引发青春期哮喘，部分动物性食物、巧克力、可乐等也容易引发哮喘，对肺脏造成伤害。

🌶 嗜好辛辣食物

由于"肺属娇脏，喜润而恶燥"，因此饮食上应忌食辛辣，戒烟、酒，以免耗津伤阴。

易伤大肠的生活习惯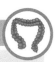

饮水过少

人体一切的功能运转都需要水的参与，一旦缺水，新陈代谢的速度就会减慢，肠道功能下降，时间久了就会堆积大量的垃圾，损伤肠胃。

忍便意

经常忍便意会减慢肠道蠕动，易出现便秘，便秘又会引发一连串肛肠疾病，这些连锁反应会一次次损害大肠。

挑食

部分人不喜欢吃蔬菜水果，只喜欢吃肥甘厚味之品，但是辛辣油腻的食物吃多了会增加胃肠负担，导致肠道湿热。

熬夜

部分人熬夜的时候喜欢吃夜宵、喝咖啡，以此安慰辛苦了一天的自己。但是这样做会增加大肠负担，让大肠在夜间都不能好好休息，久而久之，大肠会因为过度劳累而受损。

心情抑郁

心情压抑，终日郁郁寡欢会影响肠神经系统，导致肠道分泌异常，从而出现酸胀、疼痛的症状。

肾和膀胱怕什么

易伤肾的生活习惯

小病滥用药物

乱用药不仅损伤肝脏，更会对肾脏造成伤害，如生活中常见的止痛片就会对肾脏造成一定的损伤。

饮食过咸

高盐食物会使人体摄入的盐分增多，水钠潴留加重肾脏负担，更容易导致血压升高进而损伤肾脏。

常喝啤酒

肾功能不好或本身尿酸过高的人应尽量少喝啤酒，啤酒中的嘌呤会导致人体尿酸升高，容易引起高尿酸血症等疾病。

过量饮用碳酸饮料

多数碳酸饮料是酸性的，而肾脏是调节人体内酸碱度的主要器官，酸性饮料摄入过量会增加肾脏受伤的概率。

饮水过少

饮水少，肾脏便不能及时排除体内多余的废物，尿液中毒素的浓度就会升高，久而久之就会对肾脏造成损伤。

长期熬夜工作，作息紊乱

长期熬夜、作息不规律，会大量消耗人体的精血，使身心得不到有效的休息与放松，从而使肾精不足，肾阴被伤。

易伤膀胱的生活习惯

清洁不彻底

如果平时不注重尿道的清洁，很容易引发感染继而出现膀胱炎。

不良生活习惯

不洁性生活或性生活频繁、共用浴巾、抽烟酗酒、经常食用辛辣食物、憋尿、久坐等不良生活习惯等都会导致泌尿系统感染，从而引起膀胱炎。

久坐不动，喝水少

运动减少，身体的新陈代谢就会缓慢，再加上喝水少，细菌无法及时排出体外，容易导致膀胱发炎，尤其是免疫力较弱的人群更容易发病。

吸烟

吸烟是膀胱癌致病危险因素。研究发现，吸烟可使膀胱癌危险率增加2~6倍。随着吸烟时间的延长，膀胱癌的发病率也明显增高。

经络按摩保养脏腑

经络是人体气血运行的道路，包括经脉和络脉。经和络形成一体，就像一张网，联系身体的上、下、内、外，将全身的脏腑、形体、官窍及皮毛等所有的器官组织联系在一起。穴位是经络气血输注出入的部位，它与体内的脏腑器官有着密切的联系，通过气血输注出入来联系内外。所以，按摩经络上的穴位也能起到保养五脏六腑的作用。

按摩心经、心包经，气血充盈精神好

11：00—13：00 是手少阴心经当令时间，宜午睡养心，可在饭前轻轻拍打心经 3~5 分钟，有清热解毒、安神定志、通络止痛等功效。常用穴如神门穴可以养心安神；少海穴可以缓解心火旺盛；极泉穴可以宽胸宁神。

19：00—21：00 是手厥阴心包经当令时间，可在此时出外散步并轻轻拍打心包经 3~5 分钟，有活血化瘀、清心镇痛、宁心安神等功效。常用穴如内关穴可以辅助治疗心绞痛、心律失常；劳宫穴可以安神除烦；曲泽穴可以改善长期胸闷、心慌。

● 极泉穴

曲泽穴 ● ● 少海穴

内关穴 ●

● 神门穴

劳宫穴 ●

---- 手少阴心经
---- 手厥阴心包经

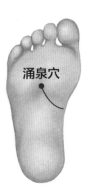

涌泉穴

—— 足厥阴肝经
—— 足太阴脾经
---- 手太阴肺经

按摩肝经，疏肝消火气

1：00—3：00 是足厥阴肝经当令时间，此时熟睡有助于保养肝经。拍打肝经可以疏肝理气、调畅情志、保护肝脏。常用穴如行间穴可以疏通气血；太冲穴可以清肝火、消怒气；章门穴对黄疸、肝炎有一定疗效。

按摩脾经，让脾气血充沛

9：00—11：00 是足太阴脾经当令时间，此时拍打脾经可以健脾行气、利湿消肿、调摄气血，每侧拍打 10 分钟左右。常用穴如太白穴可以健脾化湿；血海穴可以祛瘀血；地机穴可以改善胰岛素分泌。

按摩肺经，开肺气，清肺热

3：00—5：00 是手太阴肺经当令时间，此时熟睡可保养肺经。平时空闲拍打肺经 1~3 分钟即可，有止咳平喘、通络止痛等作用。常用穴如尺泽穴可以清肺热、润喉咙；孔最穴可以调理肺气；列缺穴可以缓解头痛。

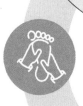

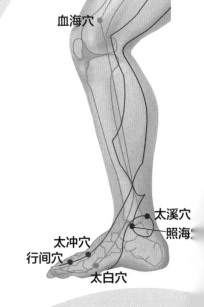

血海穴

太溪穴
照海
太冲穴
行间穴
太白穴

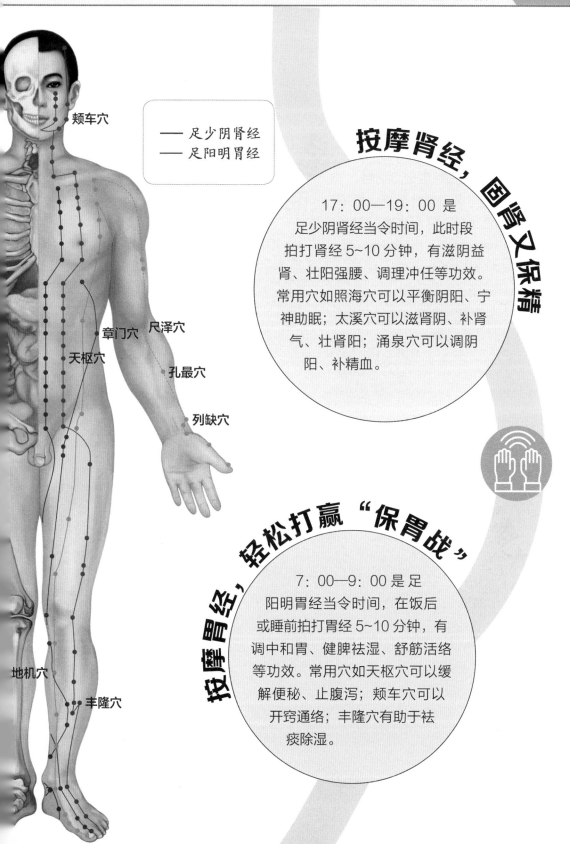

颊车穴

—— 足少阴肾经
—— 足阳明胃经

尺泽穴
章门穴
天枢穴
孔最穴
列缺穴
地机穴
丰隆穴

按摩肾经，固肾又保精

17：00—19：00 是足少阴肾经当令时间，此时段拍打肾经 5~10 分钟，有滋阴益肾、壮阳强腰、调理冲任等功效。常用穴如照海穴可以平衡阴阳、宁神助眠；太溪穴可以滋肾阴、补肾气、壮肾阳；涌泉穴可以调阴阳、补精血。

按摩胃经，轻松打赢"保胃战"

7：00—9：00 是足阳明胃经当令时间，在饭后或睡前拍打胃经 5~10 分钟，有调中和胃、健脾祛湿、舒筋活络等功效。常用穴如天枢穴可以缓解便秘、止腹泻；颊车穴可以开窍通络；丰隆穴有助于祛痰除湿。

少泽

按摩胆经，助胆养胆也护胆

23：00—1：00
是足少阳胆经当令时间，
在入睡前拍打胆经 3 分钟，
有平肝息风、通经活络、聪耳
明目等功效。常用穴如风池穴
可以清头明目、祛风解毒；风
市穴可以通经活络、祛风
化湿；阳陵泉穴可以
降浊除湿。

风池穴

上廉穴

三间穴

按摩大肠经，大肠更轻松

5：00—7：00 是
手阳明大肠经当令时间，
应养成早起排便的习惯。每天
拍打 1 次大肠经，12 分钟左右，
有清热解表、通经活络、调理肠
胃等功效。常用穴如商阳穴可以
促进大肠蠕动；三间穴可以止
痛；上廉穴可以清肠毒、
缓解便秘。

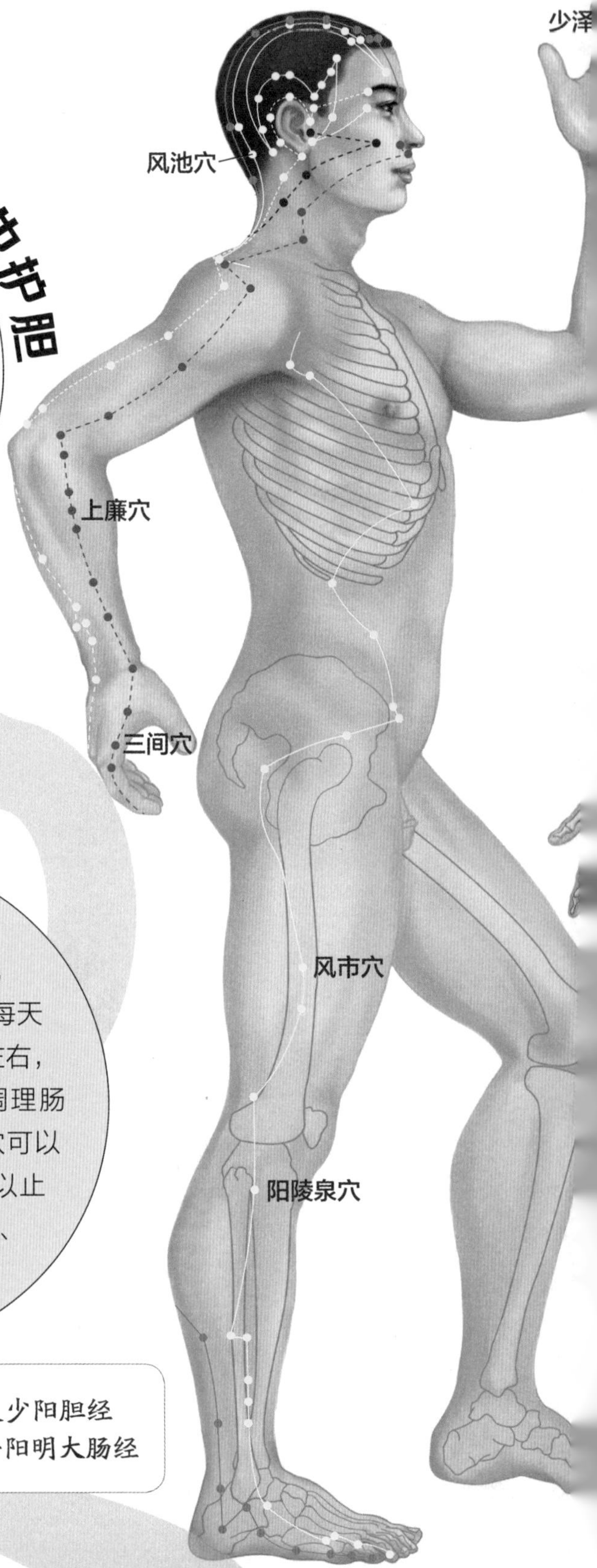

风市穴

阳陵泉穴

—— 足少阳胆经
—— 手阳明大肠经

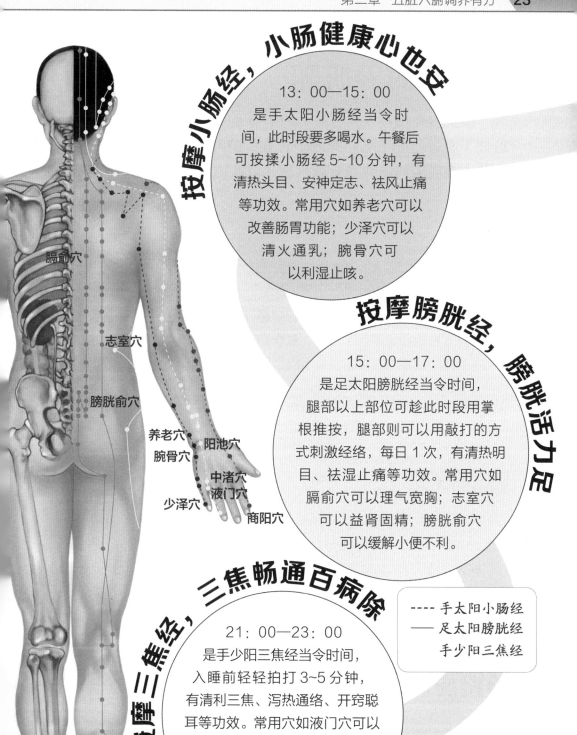

按摩小肠经，小肠健康心也安

13：00—15：00

是手太阳小肠经当令时间，此时段要多喝水。午餐后可按揉小肠经5~10分钟，有清热头目、安神定志、祛风止痛等功效。常用穴如养老穴可以改善肠胃功能；少泽穴可以清火通乳；腕骨穴可以利湿止咳。

按摩膀胱经，膀胱活力足

15：00—17：00

是足太阳膀胱经当令时间，腿部以上部位可趁此时段用掌根推按，腿部则可以用敲打的方式刺激经络，每日1次，有清热明目、祛湿止痛等功效。常用穴如膈俞穴可以理气宽胸；志室穴可以益肾固精；膀胱俞穴可以缓解小便不利。

按摩三焦经，三焦畅通百病除

21：00—23：00

是手少阳三焦经当令时间，入睡前轻轻拍打3~5分钟，有清利三焦、泻热通络、开窍聪耳等功效。常用穴如液门穴可以缓解口干咽痛；中渚穴可以缓解肩痛与耳鸣；阳池穴可以清热通络。

膈俞穴
志室穴
膀胱俞穴
养老穴
腕骨穴
阳池穴
中渚穴
液门穴
少泽穴
商阳穴

---- 手太阳小肠经
—— 足太阳膀胱经
　　 手少阳三焦经

顺应四时养脏腑

四季的变化对人体五脏六腑有着重要影响。《黄帝内经》认为，肝旺于春，心旺于夏，脾旺于长夏，肺旺于秋，肾旺于冬。善于养生的人会顺应四季调养五脏六腑，以此达到身体阴阳平衡。

春夏养阳，秋冬养阴

春夏两季，天气由寒转暖，由暖转暑，是人体阳气生长之时，故应以调养阳气为主。春季要注意防寒保暖，夏季要注意避暑热；秋冬两季，气候逐渐变凉，是人体阳气收敛、阴精潜藏于内之时，故应以保养阴精为主，秋季要避燥邪，冬季多食温阳之品。春夏养阳，秋冬养阴，寓防于养，是建立在阴阳互根规律基础之上的养生防病的积极措施。

春捂秋冻

春季，阳气初生而未盛，阴气始减而未衰。此时，气温骤降，为防春寒，必须注意保暖，使阳气不致受到伤害，逐渐得以强盛，这就是"春捂"的道理。

秋天，是气候由热转寒的时候。此时，人体阳气开始收敛，为冬时藏精创造条件。适当地接受一些冷空气的刺激，不但有利于肌表之致密和阳气的潜藏，还可增强人体的应激能力和耐寒能力。所以，秋天宜冻。

慎避虚邪

人体有适应气候变化以保持正常生理活动的能力，但适应能力是有一定限度的，尤其在天气剧变，出现反常气候时，就容易受外邪侵袭而发病。因此，人们在因时养护正气的同时，非常有必要对外邪审时躲避。注意季节变化、慎避虚邪也是四时养生的一个重要原则。

春季宜养肝

春天对应肝脏。此时天地之气开始升发，草木开始发芽。这个时候人也应该顺应自然，舒畅自己的肝气，可以按揉肝俞穴、敲打足厥阴肝经等。如果肝气升发不利，气机被阻遏，可能会表现出精神狂躁，这也解释了为什么春天是精神疾病的高发季节。同时，春天也容易升发太过导致肝血不足，这时可以食用一些补养肝血的食材，如枸杞子、黑芝麻等。

夏季宜养心

夏天对应心脏。心主血脉，其液为汗。夏天天气炎热的时候，气血都走到了体表，毛孔张开，因而出汗较多。此时应该注意多喝水，养阴生津，比如用麦冬泡水喝。同时夏季炎热，开空调的温度保持在 26 摄氏度左右为好，切不可贪图凉快，长期待在低温的空调房内，会导致排汗减少，不利于排出体内的湿气。

夏秋之交宜养脾

夏秋之交又叫长夏，湿热多雨，湿气通于脾，易出现脾虚。

中医认为，湿和热都是导致人体发病的六邪之一，湿气通于脾，是直接伤脾的。当体内湿气太重，脾脏就会处于超负荷工作的状态，运化水谷的功能就会受到相应的影响，脾运化不好会产生痰湿，痰湿内阻，人体内的湿气就会聚积，出现头昏、四肢酸懒、饮食不佳等一系列症状。

秋季宜养肺

秋季对应肺脏。肺是人体重要的呼吸器官，是人体真气之源，肺气的盛衰关系到寿命的长短。秋季气候干燥，很容易伤及肺阴，使人鼻干、咽痛，容易患咳嗽等呼吸系统疾病，所以饮食应注意养肺，多吃一些滋阴润肺的食物，如银耳、甘蔗、燕窝、雪梨、百合、猪肺等。

冬季宜养肾

冬季对应肾脏，此时草木凋零，动物冬眠，人也应顺应天地闭藏之势，不要过分地扰动阳气，保存阴精，应早睡晚起，并配合补益类的药物以助肾精，如鹿茸、肉苁蓉、地黄等。

心 肝 脾 肺 肾

心藏神
心主神明，清心安神

肝藏血
将军之官，疏肝理气

脾主运化
后天之本，健脾益气

肺主气
吐故纳新，润肺滋阴

肾藏精
先天之本，温补肾阳

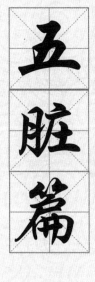

五脏安和 病不找

五脏篇

五脏是心、肝、脾、肺、肾，它们对于人体来说有着非常重要的作用。可是怎么判断它们是否出现了问题？出现问题以后怎么调养？这些都应该被关注。

本篇从中医脏腑学说的角度出发，对五脏病症进行分型，并选取典型症状表现，方便诊断。同时还有具体的调养方法，内容丰富详细。养好五脏从这里开始。

第三章 心为五脏之主，安神定志长精神

心者，君主之官

中医认为，对全身机能活动起到主宰、协调作用的是心，因而《黄帝内经·素问》中称心为"君主之官"。心位于胸中，膈之上，有心包裹护于外。心为神之居、血之主、脉之宗，配合其他所有脏腑功能活动，起着主宰生命的作用。

心主神志

神志，即指人的精神意识、思维活动。现代医学认为，人的精神思维活动是大脑的功能，即大脑对客观外界事物的反映。但中医认为心主神志，人的神志活动虽然分属于五脏，但与心的关系较为密切。正如《类经》所说：心为五脏六腑之大主，而总统魂魄，兼该志意，故忧动于心则肺应，思动于心则脾应，怒动于心则肝应，恐动于心则肾应，此所以五志惟心所使也。所以心是君主之官，神明之府，是精神活动产生和依附的脏器。

心主血脉

心主血脉指心气推动和调控血液在脉管中运行，流注全身，发挥其营养和滋润作用。血液运行与五脏功能相关，但心的搏动泵血作用尤为重要。心脏的搏动，主要依赖心气的推动和调控。心气充沛，心阴心阳协调，搏动有力，频率适中，节律一致，血液才能正常输布全身。另外，心还有生血的作用，即所谓"奉心化赤"。

心、脉、血三者密切相连，共同构成血液循环系统，其中心的搏动发挥着主要作用，故说"心主身之血脉"。

心其华在面

　　心其华在面，是说心的生理功能是否正常以及气血的盛衰可以显露于面部色泽的变化上。若心的气血旺盛，则面色红润有光泽；若心脏发生病变，气血受损，也常在面部有所表现。例如，心的气血不足，可见面色㿠白、晦滞；心血阻滞，则面部青紫；如血分有热，则面色红赤；心血暴脱，则面色苍白或枯槁无华。

 ## 心在窍为舌

　　心在窍为舌，是指舌为心之外候，又称"舌为心之苗"。舌主味觉、语言表达，心的功能正常，则舌质柔软、语言清晰，味觉灵敏；若心有病变，可以从舌上反映出来。故临床上常通过观察舌的形态、色泽的变化，来判断心的病理变化。例如，心血不足，则舌质淡白；心火上炎，则舌尖红赤，甚至舌质糜烂生疮；心血阻滞，则舌质紫暗或有瘀斑；热入心包或痰迷心窍，则可见舌强语謇。

心在液为汗

　　汗为津液所化生，血与津液又同出一源，均为水谷精气所化生，心主血，故有"心为汗"的说法。汗液是人体津液经过阳气的蒸化，从汗孔排出之液体。《黄帝内经·素问》说："阳加于阴谓之汗。"《温病条辨》也记载："汗也者，合阳气阴精蒸化而出者也。"

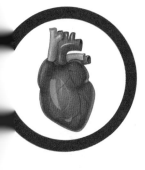 ## 心在志为喜

　　脏象学说认为，外界信息会引起人的情志变化，为五脏生理功能所化生，因此将喜、怒、忧、思、恐称作"五志"，分属于五脏。"心在志为喜"，指心的生理功能与精神情志的"喜"有关。喜为心之志，喜虽为一种积极的情志，但亦要适度，过度亦伤心，会出现心神错乱，狂笑不止。

心慌气短，说明需要补气了

　　体质不好、久病不愈或者是年纪比较大的人会有气短的感觉，自觉呼吸困难。如果还伴有心慌、胸闷、自汗、精神疲倦的情况，并随着活动强度的增加，症状也会加剧，这是心气虚的信号，说明身体该补气了。

心脏有问题，主要是因为心气虚

　　心气虚是心脏问题的一个主要原因。引起心气虚的原因主要有两种，第一种是禀赋不足。当父母给予的先天精血不足时就会出现虚弱的证候，心气虚就属于其中一种。第二种是思虑过度。心气虚会导致心血虚、心阴虚、心阳虚等一系列问题，临床表现多见身体虚弱、面色苍白、呼吸短促、四肢乏力、头晕、语声低微、心悸、气短、多汗、舌淡、脉虚无力。

心气虚的典型症状

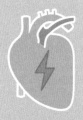

心悸、气短

　　心气虚，心脏搏动乏力，血脉运行不畅，心不得荣养，因此出现心悸、气短、乏力。

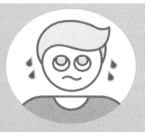

多汗

　　中医认为汗为心之液，心气有固摄津液的作用，如果心气不足，就无力固摄津液，津液外泄，就表现为多汗。

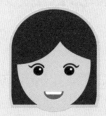

面色苍白

　　中医认为心其华在面，如果心气虚不能上荣于面，则见面色苍白无华。

🔊 护心小贴士

心气虚弱的人夏天要避免多出汗，因为夏天属阳，阳主外泄，会有汗多的情况，而心气虚的人出汗多会加重病情，所以夏天应该避免多出汗。还要注意保持乐观豁达的生活态度，不要过于劳神，思虑过度，避免过度紧张，也不要过度悲伤，保持平和稳定的心态。平时要确保充足的睡眠时间，避免身体过于疲劳，注意劳逸结合。

多到户外进行体育锻炼，提高机体的抗病能力。心气虚患者注意选择适当的运动方式，不要过度劳累，避免长时间剧烈运动，以免加重气虚的症状。适合锻炼的运动项目有很多，可以尝试以下这些运动。

手臂屈曲运动：身体平躺在地板上，双手朝头顶方向伸直，让双手保持重叠，膝盖保持弯曲，之后上身和肩膀用力向上抬，脖子尽量不要伸长，手臂始终保持伸直。

双腿伸直瘦腹运动：身体平躺在地板，双腿向上抬起与地板呈直角，双手抱头或手臂向上伸直，双腿用力保持上抬的姿势，之后放下双腿和手臂，并重复进行。

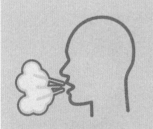

呼吸急促

心气虚弱的人，心肌细胞受损，心脏泵血能力减弱，无法全部回收血液，造成肺部瘀血。呼吸急促是肺瘀血的常见症状。

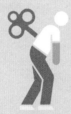

四肢乏力

中医上的气有充足人体精神的功效，可以使人体维持正常活动、保持精力充沛。心出现气虚的情况，就会导致四肢乏力。

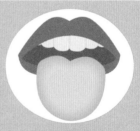

舌淡白

中医认为"舌为心之苗"，通过观察舌头可以判断心脏的状况。舌头颜色淡白，说明供血不足，是心气虚的表现。

11：00—13：00 为午时，此时手少阴心经当令，宜养心。午时气血流注于心经，是人一天中精力比较充沛的时候。此时午睡片刻，对于养心大有好处，可使下午乃至晚上精力充沛。但午休不宜睡太久，以免影响晚上睡眠，以15分钟至1小时为宜。

日常调理，巧养心气虚

心气虚弱者应该补气养气。日常生活中可以通过饮食、按摩等方式进行调理。

多吃黄芪、香菇

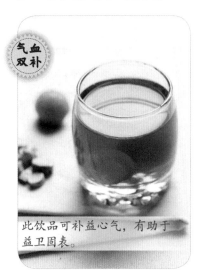

气血双补

此饮品可补益心气，有助于益卫固表。

黄芪桂圆茶能气血双补、宁心安神，对于缓解心气虚引起的易疲劳、四肢无力、气短懒言等症状有很好的调理作用。可取适量黄芪饮片与桂圆直接泡水，或者与清水共入锅中，小火煮约1小时再饮用。

香菇鸡煲中的香菇可以扶正补虚、健脾开胃，鸡肉也可温中益气、强身健体，常吃有助于缓解心气虚，增强体质。准备15克香菇，250克鸡肉。香菇水发，鸡肉洗净切块，共放于锅内，再加水、盐、生姜，共炖。炖至鸡肉、香菇熟透即可。

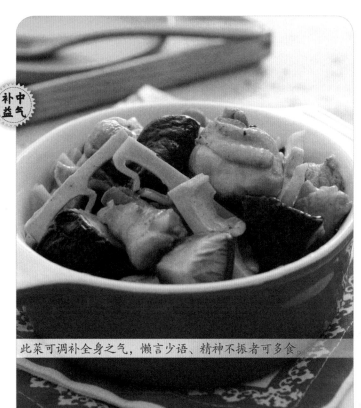

补中益气

此菜可调补全身之气，懒言少语、精神不振者可多食。

按摩内关穴、膻中穴、气海穴

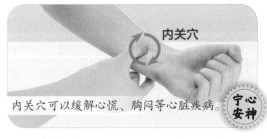

内关穴

内关穴可以缓解心慌、胸闷等心脏疾病。

宁心安神

内关穴是调理心脏疾病的要穴。用拇指指尖揉按内关穴 10~15 分钟，每天 2~3 次，可以宁心安神。

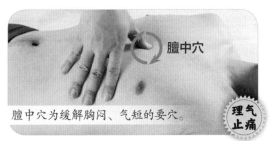

膻中穴

膻中穴为缓解胸闷、气短的要穴。

理气止痛

膻中穴是八会穴之一。用拇指揉 50~100 次，可以理气止痛。当出现胸闷、气短的时候按摩此穴，可以缓解症状。

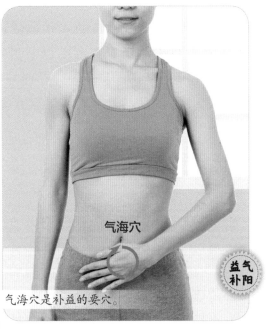

气海穴

气海穴是补益的要穴。

益气补阳

气海穴是人体元气之海。用掌心或掌根对气海穴进行按揉，可以分小圈、中圈、大圈依次进行，每次按摩 5 分钟左右，长期按摩有助于补中益气。

中药方 对症调理

中药方及功效	适用人群
☑ **七福饮**具有补益气血、健脾安神的功效	适用于气血虚亏、心神不安者
☑ **安神定志丸**具有宁心保神、大补元气的功效	适用于惊悸、怔忡、健忘者
☑ **生脉散**具有益气生津、敛阴止汗的功效	适用于气阴两虚所致少气懒言、咽干口燥、自汗、心烦、失眠者
☑ **柏子养心丸**具有补阴补气的功效	适用于心气虚所致心悸、失眠、健忘者

年纪不大总健忘，多半是心血虚

在日常生活中，有些人年纪轻轻的却总犯糊涂，比如有时刚刚整理完的东西，回头再找却怎么也想不起来放到哪里了，这实际上就是健忘。中医认为，健忘与心有关系。心血亏虚，不能主神志，则人神情恍惚，遇事多忘。所以，若是年纪轻轻就容易健忘，可以通过养心血来调理。

什么是心血虚

心血虚是指心阴亏虚与心血不足，不能濡养心脏而表现出来的证候，多为久病体弱、血液生化不足；或长期慢性失血；或因疲倦过度，耗损心血。其病位主要在心，多属虚证。若经常心血不足，容易导致肝血不足或脾气虚弱，从而引起两脏功能失调。心血不足，血不养心则神无所主，心血虚耗进一步发展，又可导致心阴暗耗而出现虚火内扰等症。

当心血虚时，心脉失于濡养，就会出现健忘、眩晕、异常出汗、面色无华、口唇色淡、胸闷等症状。

心血虚的典型症状

健忘

中医认为心主神志，要靠心血濡养。如果出现心血虚损的情况，血不养心则心主神志的功能受损，就会出现健忘的症状。

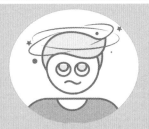

眩晕

血可以起到濡养身体和精神的作用。心主血脉，如果心血亏虚，不能上奉，就会导致脑窍失养，出现眩晕的症状。

护心小贴士

心血虚需要养心血、宁心神，可以服用补养心血的药物。临床上常用的补心血代表方剂是养心汤，但需要根据患者伴随症状加减用药，如果是失眠、多梦、健忘严重者需要加上合欢花、夜交藤；如果是心慌不安，就需要加磁石、龙骨等。

心血虚是因心血不足，心体失养，故要避免外界的恶性刺激，以免突受惊恐，加重心神不宁之症。宜安静休息，不宜过劳或思虑过度，暗损心血加重病情，但也不宜过逸，否则气血运行不畅。应在体力许可范围内做适当的体育锻炼，如打太极、散步、慢跑、骑单车等，以促进气血畅行。

心血虚患者日常生活中注意保持愉快的情绪和乐观的精神，避免情绪低落、忧郁；饮食上宜吃容易消化吸收的营养食品，低脂低盐；避免过饥或过饱，忌烟、酒和浓茶，避免冷辣刺激；规律作息，保证睡眠。

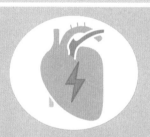

心悸、怔忡

心血不足会导致心失濡养，故而会出现心悸、怔忡、心慌的表现，静卧后也不能有效减轻。

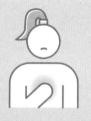

胸闷、气短

心居胸中，心血不足则心失所养，脉络空虚，气血运行不畅，加之疾浊内阻或情志劳累，就会导致气机不畅，从而出现胸闷、气短等。

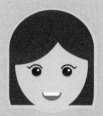

面色无华、口唇色淡

心其华在面，心血不足了，不能向上滋养头面，就会出现面色无华、口唇色淡等症状。

饮食宜忌

饮食宜选择清淡且易于消化、富于营养、可促进气血生成的食物。多食用瘦肉、鱼类、鸡肉等补充营养，选择红枣、桂圆、山药等食物补养心血。注意饮食习惯的调节，因心血不足，会影响脾胃，所以不要饥饱失常，损伤脾胃，导致气血生化乏源，心血更虚；忌膏粱厚味，因其易生痰浊，困阻脾阳，壅遏脉中，阻滞心脉诱发心痛；忌辛辣和过咸食品，以免伤阴，使得脉道凝涩，气血不通，发为心痛。

日常调理，巧养心血虚

心血虚对身体造成的伤害是非常大的，调理心血虚除了需要药物治疗，也要调整好日常的饮食，还可以用按摩等方式调理身体，让心血活起来，保持心脏功能正常运转。

多吃桂圆、红枣

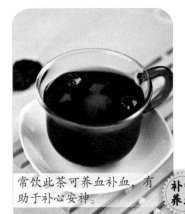

常饮此茶可养血补血，有助于补心安神。

补气养血

桂圆红枣茶具有宁心安神、养血补气的功效，对于心血虚引起的心烦意乱、失眠多梦、心慌气短可以起到缓解作用。可取桂圆 9 颗，红枣 7 枚，泡茶频饮。

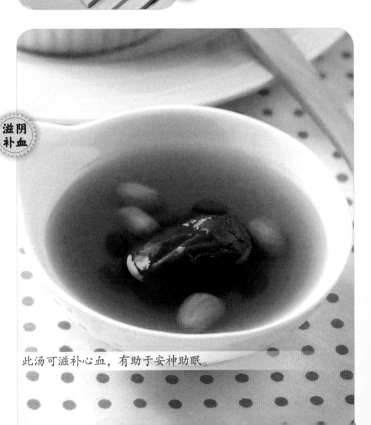

滋阴补血

红枣花生赤小豆饮可以滋阴补血，对于心血虚引起的心烦意乱、心神不宁、心慌气短有很好的调理作用。准备赤小豆、新鲜的花生仁各 50 克，红枣 5 枚。将材料淘洗干净，与清水一同入锅。用大火煮至水沸即可，凉温饮用。

此汤可滋补心血，有助于安神助眠。

按摩心俞穴、气海穴、膈俞穴

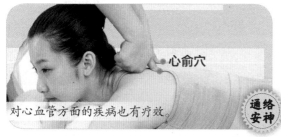

心俞穴

对心血管方面的疾病也有疗效。

通络安神

心俞穴是心气转输后背的穴位。用拇指点压心俞穴，或按揉 1~3 分钟，每天进行数次，可通调气血，缓解心悸、失眠等症状。

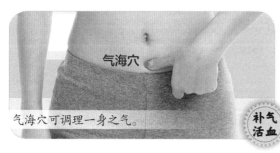

气海穴

气海穴可调理一身之气。

补气活血

气海穴是补气要穴。用拇指点按气海穴，随呼气下按，吸气时松手，按压 10 次，此手法适合因气虚导致的心血虚。

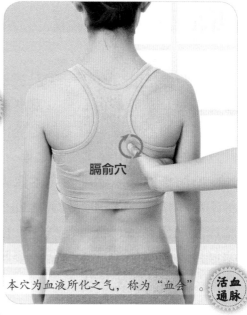

膈俞穴

本穴为血液所化之气，称为"血会"。

活血通脉

膈俞穴意为膈中的气血物质由本穴外输膀胱经。用拇指按揉膈俞穴 100~200 次，每天坚持，可以养血和营、活血通脉，能缓解心血虚引起的健忘、心悸。

中药方 对症调理

中药方及功效	适用人群
☑ **酸枣仁汤**具有养血安神的功效	适用于心肝血虚所致心慌、失眠、多梦等症者
☑ **养心汤**具有养血益阴的功效	适用于心血不足者
☑ **四物汤**具有调血补血的功效	适用于头晕目眩、心悸失眠、面色无华者
☑ **柏子养心丸**具有养心安神、养血的功效	适用于心气虚寒、心神失养、心血亏虚所致心悸、易惊、健忘者

总是怕冷、手脚冰凉，可能是心阳虚

　　心阳虚是指心的阳气不足，鼓动无力，血脉不充。一般是由心气虚发展而来的，临床表现和心气虚也有类似之处，只是在心气虚的基础上出现了虚寒之象。

　　心阳虚的基本病理变化主要表现在心神不足、阳虚阴盛和血运障碍等几个方面。临床表现为心悸、怔忡、气短、自汗、畏寒肢冷、胸闷气喘、舌淡紫或淡胖、脉弱或结代，或见肢体浮肿。

心阳虚的典型症状

手脚冰凉
　　血得温则行，得寒则凝。心阳不足，所以会出现手脚冰凉的症状。

心悸、怔忡
　　阳气虚弱，心脏缺乏跳动的动力，所以出现心悸、怔忡的现象。

肢体浮肿
　　心阳本于肾阳，互相影响，心阳虚会损伤肾阳，出现水肿。

气短
　　阳虚则生寒，寒凝经脉，导致心脉痹阻，胸阳不展，所以又见心胸憋闷，出现气短的症状。

药物调理
　　桂枝甘草龙骨牡蛎汤具有温补心阳、安神救逆的功效；独参汤具有补元气、回阳固脱、养血活血的功效；四逆汤具有温中祛寒、回阳救逆的功效。以上几种方剂皆适用于心阳虚者。

穴位按摩
　　按摩巨阙穴、关元穴，可以补心阳。巨阙穴用食指和中指点按 10 分钟，关元穴可以采用掌揉法、指揉法或指按法进行按摩，用力应轻柔和缓，揉法可操作 50~100次，按法可按 1~2 分钟，早晚各 1 次。

运动指导
　　动则生阳，经常运动可以提升阳气。坚持定期进行锻炼，时间和运动量要根据自己的体质决定，可以选择太极、八段锦、慢跑的方式进行锻炼。

饮食宜忌

心阳虚的人应该多食用性温和性热的食物以补阳气，少食用生冷食物以免损伤阳气。适宜的食物有芒果、荔枝、桃子、桂圆等，不适宜的食物有西瓜、柚子、橘子、桑葚、柿子等。

食疗调养

人参、羊肉都有补虚益气、滋补温中的功效，可以缓解心阳虚引起的四肢厥冷、畏寒。

人参茶： 取人参饮片泡水饮用。

山药羊肉粥： 将糯米洗净。羊肉切块，山药去皮捣碎后，一同加水煮烂，再放入糯米，煮粥即可。

心阳虚者较之常人更加怕冷，穿得经常比较厚。

常感胸闷、气短、心慌，活动后加重。

心里有火，要分清虚实

上火是人们在生活中经常遇到的烦恼，比如吃了辛辣刺激的食物就容易上火。中医把上火归为热证的范畴，人体阴阳失衡，内火旺盛，就会上火。因此所谓的"火"是形容身体内某些热性的症状。"火"可以分为"实火"和"虚火"两大类，临床常见的"上火"类型有"心火"和"肝火"。本节主要讲心火的内容。

实火虚火有区别

中医讲"心在地为火"，心火有虚火和实火之分。

实火多为外感六淫（风、寒、暑、湿、燥、火）所致，比如外感风热，热邪没有得到及时有效的清除，郁在身体里就会引发实火。此外，情绪波动过大、脏腑机能活动失调、缺少睡眠、嗜烟酒以及过食辛辣肥腻之品等亦可引起实火，表现为面色发红、心烦易怒、舌尖红、口干口渴等。虚火是相对于实火而言的，实际上，虚火并不是真的上火了，而是体内"阴消耗太多"，而显得"阳比较多"。虚火主要表现为口干、口腔溃疡、盗汗、烦热等。

心里有火的典型症状

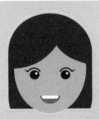

面色发红

面色发红多为实热，多是阳盛加之外感发热或有内热所致。心主血脉，心气能推动血液的运行，所以心火过旺会加速血液运行，导致面色发红。

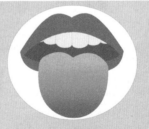

舌尖红

正常的舌头颜色是淡红色的，有一层薄薄的白苔，均匀分布在舌面上。中医认为，舌为心之苗，舌尖部位属心肺，如果舌尖比正常舌头红，多是心火旺的表现，同时还会有口舌生疮、红肿的症状。

心烦、失眠

人体正常的睡眠主要与心血、心阴的滋养作用有密切关系。一旦出现心火旺盛就会扰动心神，耗伤心血、心阴，从而出现心烦、失眠的症状。

护心小贴士

实火的调理原则以泻为主，可以在医生指导下服用清热泻火的药物，比如黄连上清丸、牛黄清心丸等。虚火调理原则以补为主，可以在医生指导下服用滋阴清热的药物，如朱砂安神丸等。除了药物疗法，也可以用其他方法护心，达到降火的效果。

首先是调节心情，尤其不能大喜大悲，任性放纵。其次是改善生活方式，要保持环境安静，尽量远离有噪声或巨响的环境，以免诱发心悸。另外，要避免过度劳累，注意休息，待病情稳定后，可以通过适当散步、打太极拳等运动来增强体质，在运动的时候一定要注意动作舒缓，不可过于剧烈。多喝水，每天至少饮用 1500 毫升白开水，因为水能帮助排出毒素，并补充机体上火而消耗的水分；不要喝碳酸饮料、咖啡、烈酒、浓茶等。最后注意调整作息，避免熬夜、过度劳累。

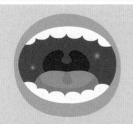

反复口腔溃疡

舌为心之苗，若心火旺盛，心火上炎，就会灼伤口腔、咽喉，舌窍就会出现口腔溃疡。若心火一直旺盛不熄，就会出现反复口腔溃疡的状态。

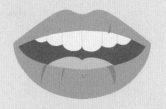

口干、口渴

心火过盛，心热灼烧津液，就会导致阴液不足，口舌及咽喉自然会干燥，也就是常说的口干、口渴。

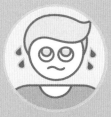

盗汗、烦热

盗汗为中医病名，以入睡后汗出异常、醒后汗泄即止为特征。

若心阴不足，阴虚热扰，津液外泄，就会导致盗汗、烦热。

饮食宜忌

心火旺者饮食宜清淡、凉润，多饮水，可多吃一些具有养心、除热作用的食物，如苦瓜、丝瓜、茼蒿、百合等。

应避免食用过于油腻、辛辣刺激的食物，特别是油炸、熏烤、腌制等不健康的食物，比如辣椒、烤羊肉串、腌肉等。

日常调理，巧除心火

不管是虚火还是实火，既然心里有火，就要先把火泻了。调理应以清热泻火为主要原则。

多吃莲子心、莲藕

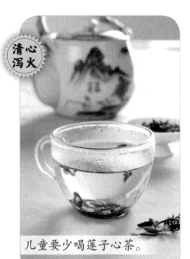

莲子心茶可以清心降火、养心安神，对于心火旺引起的心烦失眠有很好的缓解作用。取莲子心5~10克，开水冲泡后当茶饮用。

儿童要少喝莲子心茶。

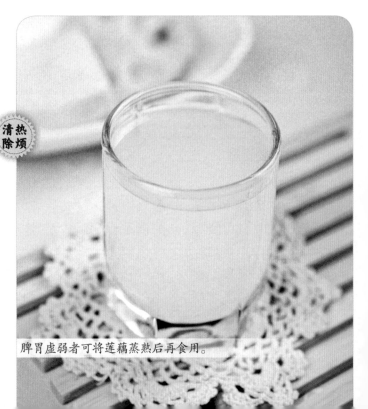

鲜藕萝卜饮中的莲藕可以清心祛热、生津止渴，白萝卜可以清热生津、化痰止咳，对于心火旺引起的口干口渴、烦躁有很好的调理作用。可取适量生莲藕和白萝卜洗净去皮，榨汁饮用。

脾胃虚弱者可将莲藕蒸熟后再食用。

按摩神门穴、劳宫穴、曲泽穴

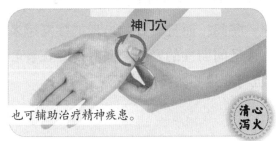

神门穴

也可辅助治疗精神疾患。

清心泻火

神门穴为神气出入之门。用拇指指腹按摩神门穴，由轻渐重按揉 3~5 分钟，可缓解心火旺引起的口舌生疮、失眠。

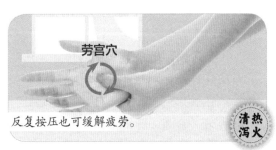

劳宫穴

反复按压也可缓解疲劳。

清热泻火

劳宫穴是调理失眠常用穴。每天早晚用拇指按揉劳宫穴 100 次，可以清热泻火、开窍醒神，缓解失眠、神经衰弱。

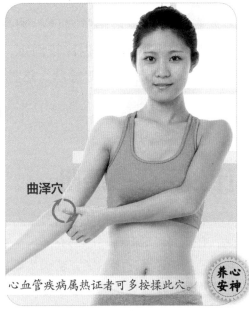

曲泽穴

心血管疾病属热证者可多按揉此穴。

养心安神

曲泽穴是经气汇聚之处。用拇指指腹进行按揉，每次 3~5 分钟，以感到酸胀为宜，可以清心镇痛、养心安神。当出现心胸烦热、头晕脑涨时按揉此穴，可有效缓解症状。

中药方 对症调理

中药方及功效	适用人群
☑ **泻心汤**具有泻火燥湿的功效	适用于火热旺盛所致吐血、衄血者
☑ **导赤散**具有清脏腑热、清心养阴、利水通淋的功效	适用于心胸烦热、口渴面赤以及口舌生疮等心经有热者
☑ **天王补心丹**具有滋阴清热、养血安神的功效	适用于心悸、怔忡、虚烦失眠、神疲健忘、手足心热、口舌生疮者
☑ **知柏地黄丸**具有滋阴清热的功效	适用于阴虚火旺、潮热盗汗、口干咽痛、耳鸣、遗精者

阵发性心痛，原来和心血瘀阻有关

有的人会经常感觉自己心胸疼痛、憋闷，而且一开始出现的疼痛感多为隐痛，疼痛的地方也比较固定，往往是间断性的发作，同时还存在着心悸不安或者不断流汗等症状，这种情况可能是心血瘀阻的表现。

什么是心血瘀阻

心血瘀阻是瘀血阻塞心络引发的证候。心络的正常运行与心气充沛、血液充盈、脉道通利三者有关。若因体虚，劳倦忧思，使脏器失调，心气不充，气血运行不畅，则容易导致血滞成瘀，闭阻心脉；或者因为常食肥甘厚味，使痰湿内蕴，脉道受阻，血滞成瘀。该证常因劳累、感受寒邪，或情志变化而诱发、加重。

心血瘀阻的症状多见心悸、气短、阵发性心痛，刺痛如绞，疼痛常牵引肩背、左上肢内侧，时发时止，舌色暗红，有瘀斑、瘀点，脉细涩或结代，严重者可见唇色青紫、苔少、脉微欲绝。

心血瘀阻的典型症状

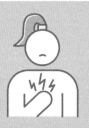

阵发性疼痛

中医认为，血脉通则顺，不通则痛。而心血瘀阻就是因为血脉被阻，所以会产生疼痛。

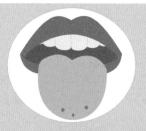

舌尖有瘀点

舌体不同部位出现问题，可以反映其脏腑反射区发生病变。舌尖主心，所以舌尖部位出现瘀点，反映心主血脉的功能下降，出现心血瘀阻。

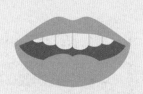

唇色青紫

唇属于人的身体末端，如果血液流通不畅，唇色就会产生相应变化。出现唇色青紫，说明心主血脉的功能受损，要及时就医。

📢 护心小贴士

心血瘀阻的治疗，可以选择血府逐瘀汤、瓜蒌薤白半夏汤等，这些汤剂具有温通心阳、活血化瘀的功效。在疼痛发作的时候，以祛瘀、行气、化痰为主要治疗原则；疼痛缓解时，以温通心阳、疏通心脉为主要治疗原则。必要时可以采取针灸疗法或推拿按摩疗法来缓解病情。

患者可以在平时多注意锻炼，增强体质。心脏虚弱不要只做局部锻炼，因为局部肌肉活动时，大部分不活动的肌肉血管会收缩，只有活动部位的肌肉血管舒张，随着该部位肌肉活动量的增加，该部位肌肉血管扩张的程度也在增加，获得的血液越来越多，会引起血压突然显著地升高，从而加重心脏负担。反观全身活动，血压在运动开始后有轻微地升高，随着全身性肌肉血管舒张而恢复至正常水平，对心脏更好。可以选择太极拳或者慢跑，这些比较适合心血瘀阻的人。

患者还应注意调节情志，情志顺畅则气机通畅，血行顺畅，自然能改善瘀血的情况。

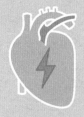

心悸

中医认为，心血瘀阻与心气不足有关，若心气不足则心无力搏动，所以会出现心悸的情况。

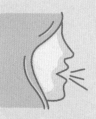

胸闷、气短

心为君主之官，它主管着体内气血的运行，但是当瘀血阻滞心脉，就会导致心脉血行不畅，从而容易出现胸闷、气短、心慌的情况。

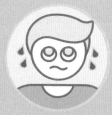

自汗

"心在液为汗"，大量出汗要注意。心血瘀阻的人一般体质较弱，不能内敛阴液，使得汗液外泄。

日常调理，巧治心瘀

　　心血瘀阻除了谨遵医嘱服药，也要在日常生活中多注意，可以通过饮食、按摩等方式调整自己的情志，让自己保持一个平稳安和的状态，这样也有助于疾病的恢复。

多吃川芎、山楂

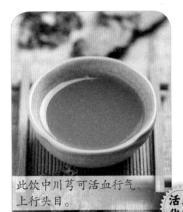

此饮中川芎可活血行气、上行头目。

活血化瘀

川芎核桃茶有活血化瘀、祛风止痛的功效，对于心血瘀阻引起的心绞痛、胸闷、气短、心悸有很好的缓解作用。取核桃仁 15 克，川芎 2 克，洗净，晒干，捣碎，放入锅中煎汤，代茶饮。

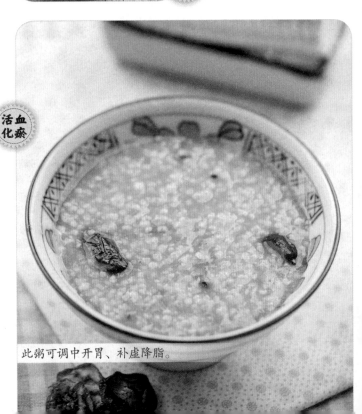

活血化瘀

山楂玉米红枣粥行气散瘀、消食散积，对血管堵塞有一定的缓解作用。准备玉米 60 克，山楂片 15 克，红枣 15 枚，粟米 120 克，红糖适量。将材料淘洗干净后，放入锅中，煮至粟米软烂，粥黏稠时，拌入红糖即成。

此粥可调中开胃、补虚降脂。

按摩公孙穴、内关穴、极泉穴

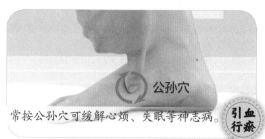

公孙穴

常按公孙穴可缓解心烦、失眠等神志病。

引血行瘀

公孙穴是八脉交会穴之一。用拇指指腹点揉，以有酸痛感为度，每天早晚各按1次，每次1~3分钟，可缓解心痛。

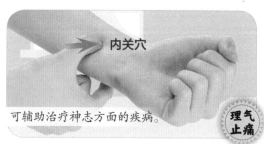

内关穴

可辅助治疗神志方面的疾病。

理气止痛

内关穴是养心护心常用穴。用拇指按压内关穴3~5分钟，每天2~3次，可左右交替进行，有理气止痛、活血化瘀的功效。

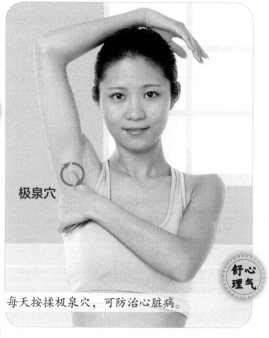

极泉穴

每天按揉极泉穴，可防治心脏病。

舒心理气

极泉穴是缓解冠心病的常用穴。用拇指或中指按揉1~3分钟，以产生酸、麻、胀感为度，可舒筋活血、舒心理气。当出现心绞痛、胸闷不适时可按揉此穴。

中药方 对症调理

中药方及功效	适用人群
☑ **补阳还五汤**具有益气活血的功效	适用于因长期劳累过度、气虚不足所致心血瘀阻者
☑ **失笑散**具有活血祛瘀、散结止痛的功效	适用于瘀血停滞所致心腹刺痛、月经不调者
☑ **归脾丸**具有益气补血、健脾养心的功效	适用于因气血虚弱所致心血瘀阻者
☑ **血府逐瘀汤**具有活血化瘀、宽胸止痛的功效	适用于气滞血瘀所致心血瘀阻、胸部憋闷者

神志不清，要考虑是痰蒙心神

生活中有的人平时迷迷糊糊的，时间长了可能会认人不清，听到问题只会用"哼哼"回答，甚至突然昏倒在地，不省人事。遇到这种情况，可能是痰蒙心神，影响了心主神志的功能。

什么是痰蒙心神

痰蒙心神，又叫作"痰迷心窍"，是痰浊蒙蔽心窍，心神失常所表现出来的证候。中医认为，痰蒙心窍多由于湿邪久居，炼液成痰，或脾气暴躁化火生痰，或气滞痰生等心之气血不足时，心神不守，痰浊侵犯心窍，闭阻神机（神志和机能），进而出现痰蒙心窍。

临床表现有神志不清、意识模糊，甚则昏不识人，或神情抑郁、表情淡漠、喃喃独语、举止失常，或突然昏倒、不省人事、口吐涎沫、喉有痰声，并见面色晦暗、胸闷、呕恶、舌苔白腻、脉滑等症。

痰蒙心神的典型症状

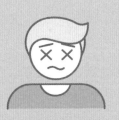

神志不清

中医认为心主神志，痰浊上蒙心神，使得神明失司，出现问题，表现出来就是神志不清。

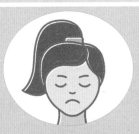

神情抑郁

中医认为心主血脉，当痰浊蒙蔽了心窍，会导致心血不足，表现为神情抑郁。

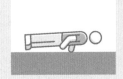

突然昏倒

痰浊内盛，引动肝风，肝风夹痰，闭阻心神，导致心血不足，供血满足不了身体需要，则表现为突然昏倒。

如何区分痰蒙心神与痰火扰神

痰火扰神证临床表现为发热、口渴、胸闷、气粗、咯吐黄痰、喉间痰鸣、心烦、失眠，甚则神昏谵语，或狂躁妄动、打人毁物、不避亲疏、胡言乱语、哭笑无常、面赤、舌红苔黄腻、脉滑数。

痰蒙心神与痰火扰神证均有神志异常的表现，均可见神昏。但痰蒙心神证为痰浊，其症状以抑郁、痴呆、错乱为主，无热证表现；痰火扰神证则为既有痰，又有火，伴有狂躁谵语等症状。

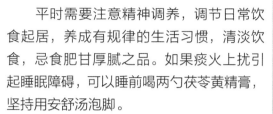

护心小贴士

平时需要注意精神调养，调节日常饮食起居，养成有规律的生活习惯，清淡饮食，忌食肥甘厚腻之品。如果痰火上扰引起睡眠障碍，可以睡前喝两勺茯苓黄精膏，坚持用安舒汤泡脚。

平常也可以经常运动，预防痰迷心窍。一般宜选择强度中等的运动；若选择运动强度比较小的项目锻炼，则每天运动时间应该适当延长，如打乒乓球、散步等。运动时间若在春夏则不拘，若在秋冬则应在阳气较盛的时候进行，此时段运动环境温暖宜人，易于散湿。体重较大者，要注意运动强度、运动量与运动节奏的关系，循序渐进，以保安全。

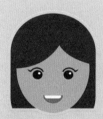

面色晦暗

身体气机失常，导致脏腑功能失调，气血运行不畅，所以会影响到面部气色，容易出现面色晦暗的症状。

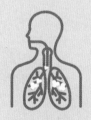

喉中痰鸣

痰浊内盛，大量的痰液积聚于肺，无法移动，容易出现喉中痰鸣。

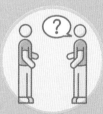

昏不识人

中医认为心主神志，痰浊上蒙心神，使得神明失司，严重者会出现昏不识人的情况。

饮食宜忌

痰蒙心神的患者宜清淡饮食，可以吃有化痰除湿、滋阴润燥功效的食物缓解症状，比如苦瓜、乌梅、甘蔗、梨等，也可以吃一些养心安神的食物，比如莲子、百合等。忌食肥甘厚腻之品和刺激性食物，以免加重症状，如烧烤、糖果等。少食寒凉之品，以免伤到脾胃，使得水湿停聚，加重痰湿，如冰激凌、冷饮等。

日常调理，巧治痰蒙心神

在日常生活中可以通过饮食、按摩的调理，达到豁痰开窍、宁心安神的效果。

多吃百合、甘蔗

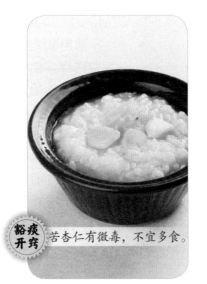

豁痰开窍　苦杏仁有微毒，不宜多食。

百合杏仁粥安神清心，化痰开窍，对于痰蒙心神引起的咳嗽有很好的缓解作用，也适合在病后虚弱时服用。取鲜百合 50 克（干品 30 克），苦杏仁 10 克，去皮，打碎，粳米 50 克，同煮为稀粥，调白蜜适量温食，1 天 3 次。

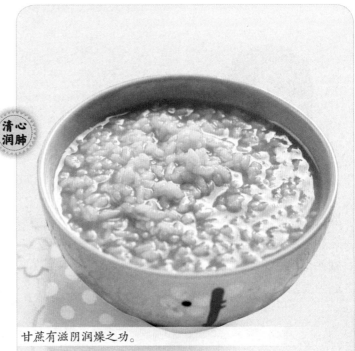

清心润肺

蔗浆粥可以化痰开窍、清心润肺，有助于缓解虚热咳嗽、口干舌燥等症。取新鲜甘蔗 500 克，去皮榨汁备用，以粳米 50 克煮粥，熟后倒入甘蔗汁 60 毫升，再煮沸一次，即可食用。

甘蔗有滋阴润燥之功。

按摩百会穴、神门穴、丰隆穴

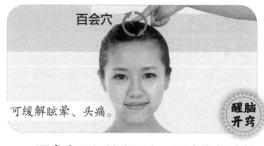

百会穴

可缓解眩晕、头痛。

醒脑开窍

百会穴是保健常用穴。用食指指腹按摩百会穴，顺时针、逆时针各 50 圈，每天 2~3 次，可以醒脑开窍、安神定志。

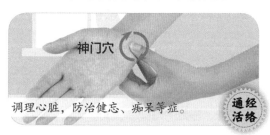

神门穴

调理心脏，防治健忘、痴呆等症。

通经活络

神门穴是心经门户。用拇指指腹按摩神门穴，由轻渐重按揉 3~5 分钟，可以补益心气、通经活络。神志不清、心烦气躁时按揉此穴，可缓解症状。

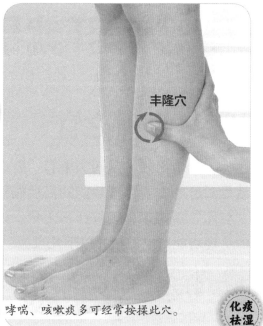

丰隆穴

哮喘、咳嗽痰多可经常按揉此穴。

化痰祛湿

丰隆穴是化痰常用穴。用拇指指腹按揉丰隆穴 3~5 分钟，或垂直进行按压，以局部出现酸胀感为度，可以化痰湿、清神志。

中药方 对症调理

中药方及功效	适用人群
☑ **涤痰汤**具有涤痰开窍、益气扶正的功效	适用于痰迷心窍者
☑ **温胆汤**具有清热除烦、理气化痰的功效	适用于虚热扰神以及痰蒙心窍者
☑ **五香丸**具有消积化病、宽胸止痛的功效	适用于痰迷心窍、胸膈痞闷、两肋胀满、食滞痰积、气郁腹痛者
☑ **牛黄清心丸**具有清心化痰、镇惊祛风的功效	适用于脑卒中、痰迷心窍、癫狂烦乱、神智混乱、言语不清者

第四章 肝为将军之官，养肝就是养命

肝者，将军之官

《黄帝内经·素问》中有"肝者，将军之官，谋虑出焉"之说，这句话是对肝的主要生理功能的高度概括，即将肝对人体所主的生理作用比作"将军"。将军，统帅兵马之位。谋，思虑难事也；虑，思也，所以肝脏的生理功能可以概括为以下几点。

肝主疏泄

疏即疏通、舒畅；泄即发散、宣泄。肝主升、主动、主散，如同一个将军；肝对外巡游四方、固守边疆，对内疏泄气机，助脾之升、胃之降，运化水谷精微。肝主疏泄的功能主要表现在协调气血运行，促进消化吸收，调节精神情志，协调水液代谢，通利三焦，调理冲任二脉等方面。

肝藏血

肝藏血，是指肝有储藏血液、调节血量的生理功能，被视为身体的血库。气血随时等待着肝脏的派遣，人在活动时，肝会将所藏之血输送至全身各处，进而维持生命、脏腑器官功能。气血充盈，脏腑器官就能够得到充分滋养和温煦，进而有效抵御外邪干扰，确保身体健康。

肝在体合筋

中医认为，人体筋膜的营养来源于肝脏。《黄帝内经·素问》曰："食气入胃，散精于肝，淫气于筋。"因此，肝的血液充盈、筋膜得养，功能才能正常，从而使筋力强健，运动有力，关节活动灵活自如。若肝有病变，肝血不足，筋膜失养，可引起肢体麻木、关节活动不灵或肢体屈伸不利、筋脉拘急、手足震颤等症。

肝其华在爪

爪，包括指甲和趾甲。中医认为，爪甲是筋延续到体外的部分，故又称"爪为筋之余"。肝的盛衰，常反映于爪甲。肝的阴血充足，筋膜得养，则爪甲坚韧，光泽红润，富有华色；若肝血不足，爪甲失其滋养，则变得苍白、软薄，或枯而色夭，容易变形、脆裂。

在临床上可根据爪甲色泽的荣枯等变化，来判断肝的气血盛衰。而爪甲的病变，也多从肝脏辨证论治。

肝在液为泪

肝的经脉上连目系，肝之精血循此经脉上注于目，使其发挥视觉作用。如《黄帝内经·灵枢》说："肝气通于目，肝和，则目能辨五色矣。"若肝精、肝血不足，则会导致两目干涩、视物不清、目眩、目眶疼痛等症；若肝经风热，则会导致目赤痒痛；肝风内动则目睛上吊、两目斜视；因情志不畅，致肝气郁结，久而火动痰生，蒙阻清窍，可致二目昏蒙，视物不清。

眼睛经常昏花、眼角干涩、看不清东西，除了视力下降的原因，也可能是肝脏功能衰弱的先兆。非外伤引起的视力下降大部分与肝血虚有关，如果肝脏湿热重，眼睛会变得浑浊发黄。肝是明目的源泉，肝养好了，眼睛自然好；反过来眼睛太过疲劳，用眼不当也会影响到肝脏。

肝在志为怒

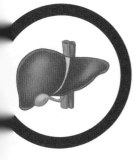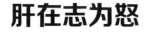

中医认为，肝主怒，怒伤肝，肝血太重，就容易造成面红耳赤、头晕、头疼，这就是肝火旺的表现。中医认为，人卧血归肝，肝藏血，充足的睡眠不仅可以养血，还可以使肝气得到疏泄，长期睡眠不足，会造成肝火越来越旺，表现为情绪暴躁、爱发脾气，所以说人的睡眠充足可以养肝，可以使情绪达到非常好的境界。反过来调整好自己的情绪，也利于养肝。

没有食欲，有可能是肝郁了

和别人怄气不吃饭的时候，我们会说："气饱了，吃不下饭。"为什么生气会影响到吃饭呢？尤其是爱生气的人，不只是一顿饭吃不下去，很有可能会出现食欲减退的情况。爱生气的人除了不想吃饭，可能还会伴随胸闷不适、嗳气、抑郁的情况，这就和肝气郁结有关。

什么是肝气郁结

肝气郁结是肝失疏泄、气机郁滞表现出来的证候。肝气郁结与情志不畅、不健康饮食、环境干燥等因素有关。如果一个人突然受到巨大的情绪刺激或长时间处于紧张、焦虑状态，很容易产生心理情绪的变化，引起肝气郁结；不健康饮食也会导致肝气郁滞，比如长时间吃辛辣刺激性食物，长时间处于干燥的环境中，也会使身体出现肝气不畅的情况。

临床表现有胸胁胀满、走窜作痛、胸闷不适、情志抑郁、急躁易怒、舌苔薄白或薄黄，或见呕吐逆酸、腹痛腹泻，妇女常见乳房胀痛、小腹胀痛。

肝郁的典型症状

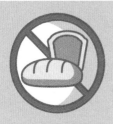

食欲减退

从中医五行来讲，肝属木，脾属土，土得木而达。如果肝的气机出了问题，会直接影响脾胃的消化功能，出现食欲减退的症状。

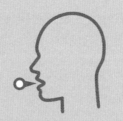

嗳气

肝的气机条达，对脾胃运化腐熟有益。若肝气郁结，横逆犯胃，胃气不得下行，则上逆产生嗳气。

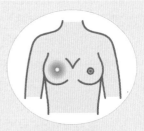

乳房胀痛

女性爱生闷气，容易引起肝郁。当肝气郁结于乳房时，就会引起乳房的胀痛，严重者还会发展成乳腺增生。

📢 养肝小贴士

肝气郁结多因情志不调产生，所以除了服用药物，也可以考虑情志调养法，让自己保持一个好的心态，不生气。

养成良好的起居习惯能有效控制不良情绪。中医认为，凌晨1点到3点是肝脏工作的时间，如果这个时间不睡觉，肝脏无法按时工作，负荷就会加重，久而久之，便会受到损伤。有人以为只要睡够8小时就行，晚上睡不够白天还可以补，于是晚上一定要熬夜到凌晨。其实这种作息很伤肝，把握好睡眠时间才是关键。

流眼泪可以帮助排解肝毒。如果肝气郁结，输送失常，就会成为体内一种多余的气，堆积久了，就会转化为火，也就是中医所说的"肝火"。这种气因为没有正常的运行轨道而在体内横冲直撞，造成身体不同程度的伤痛。从根本上说，这种气的运行要受肝脏的控制，肝脏疏泄功能正常，气就能在体内周而复始地运行，把血液输送到全身各处，气运行紊乱就说明肝脏功能已经受损。眼泪正好可以把这种运行紊乱的气带出身体，从而减少肝脏的负担。

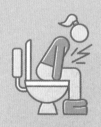

腹痛腹泻

肝与脾胃关系密切，肝郁会导致脾的运化功能失常，从而出现腹痛、腹泻等症状。

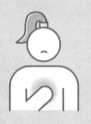

胸闷

肝经分布于胁肋部，有一分支从肝分出，穿过膈肌，向上注入肺，交于手太阴肺经。肺气不通时，经络所过位置会发生改变，出现胸闷等症状。

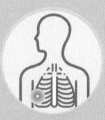

胸胁胀痛

肝主疏泄，肝经分布在胁肋上，出现肝气郁结后，肝的气机不顺，会造成胸胁胀痛。

丑时，
早睡养肝

1: 00—3: 00 为丑时，此时足厥阴肝经当令，宜养肝。

据《黄帝内经·素问》记载，"人卧，血归于肝"，丑时肝经当令应休息，让血归于肝以养肝。若不休息，则血不能归于肝，肝不得养则变生百病。

日常调理，巧疏肝郁

肝郁的调理应以疏肝理气为主，同时在生活中要注意调畅情绪。

多吃合欢花、白萝卜

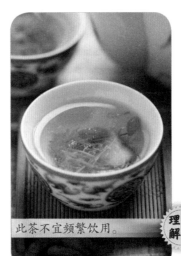

此茶不宜频繁饮用。

理气解郁

合欢花枸杞茶具有养心安神、理气解郁的效果，可以缓解肝气郁结所引起的胸口闷痛、失眠多梦、记忆力减退等症状。准备合欢花、枸杞子各 10 克，沸水冲泡做茶饮即可。

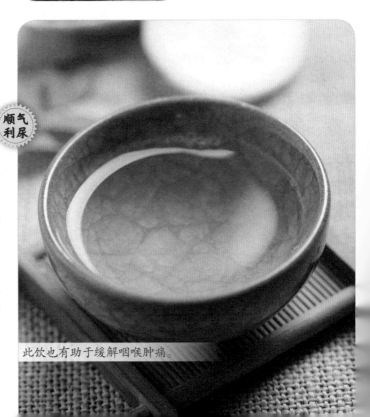

顺气利尿

橄榄萝卜茶具有清热解毒、顺气利尿的效果，适用于肝气郁滞。准备 50 克白萝卜和 25 克橄榄。把白萝卜和橄榄洗干净，白萝卜切成块，一起放在锅中煎煮，滤渣取汁，每天喝 1~2 次。

此饮也有助于缓解咽喉肿痛。

按摩太冲穴、行间穴、光明穴

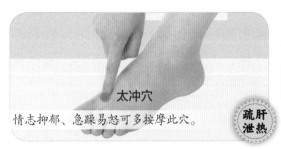

太冲穴

情志抑郁、急躁易怒可多按摩此穴。

疏肝泄热

太冲穴是肝经所行之处。用食指或拇指指腹点压太冲穴，每次约 15 分钟，每天 1~2 次，可以平肝泄热、疏肝消气。

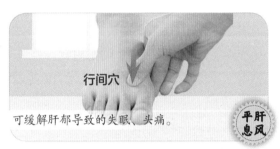

行间穴

可缓解肝郁导致的失眠、头痛。

平肝息风

行间穴是养肝常用穴。用拇指按压行间穴 5 秒钟，有酸胀感后，休息 5 秒钟再按压，一共 20 次，可以息风活络、凉血安神。

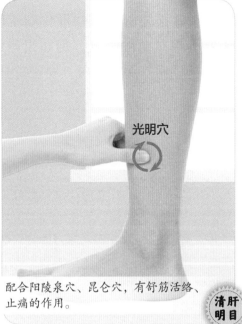

光明穴

配合阳陵泉穴、昆仑穴，有舒筋活络、止痛的作用。

清肝明目

光明穴是养眼常用穴。可以用拇指环状按揉光明穴 200 次左右，以轻微酸胀为度，可以清肝明目、通络止痛，长按有助于缓解肝郁引起的视物模糊。

中药方 对症调理

中药方及功效	适用人群
☑ **逍遥丸**具有疏肝解郁、养血调经的功效	适用于因肝气郁结、肝血不足所致胸胁胀痛、乳房胀痛、心烦易怒者
☑ **柴胡疏肝丸**具有疏肝理气的功效	适用于因肝气郁结所致满闷不适、饮食物不能消化、恶心者
☑ **半夏厚朴汤**具有疏肝解郁、行气散结、降逆化痰的功效	适用于精神抑郁、胁肋胀满、咽中如有物梗塞，吞之不下、咯之不出者
☑ **四逆散**具有疏肝解郁、行气理脾的功效	适用于因肝脾气郁所致胁肋胀闷、脘腹疼痛或手足不温、脉弦者

眼睛干涩，多半是肝血不足惹的祸

身体是随着时间的推移而不断衰老的，人到了一定的年纪，就会出现看不清东西的情况。但如果年纪轻轻，眼睛就已经看不清楚，还伴随有头晕耳鸣、面色发白，要注意是不是肝血不足了。

什么是肝血不足

肝血不足，即肝血虚，是肝脏血液亏少表现出来的证候。肝主藏血，肝肾同源，肾精不足，精不化血，就会导致肝血不足；脾肾亏虚，生化乏源，也会导致气血亏虚；或慢性病耗伤肝血，或失血过多，或生血不足等均可导致肝血不足。

肝开窍于目，眼睛的健康主要是由肝负责的，肝血足，眼睛就明亮有神；若是肝血耗损过度导致肝失所养，就会出现如乏力、眼睛干涩、黑眼圈加重等症状。所以，补养肝血非常重要。

肝血不足临床表现有头晕耳鸣、面色淡白、爪甲不荣、失眠多梦、视物模糊，或肢体麻木、震颤，妇女常见月经量少、质稀色淡。

肝血不足的典型症状

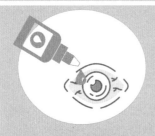

眼睛干涩

肝开窍于目，肝血不足，眼睛得不到濡养，容易出现眼睛干涩的症状。

耳鸣

肝藏血，肾藏精，肝肾同源，肝血不足可致肾精亏虚。肾开窍于耳，肾虚则耳鸣如蝉。

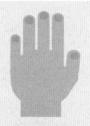

爪甲不荣

肝在体为筋，其华在爪，肝血亏虚，则爪甲失于濡养，变得灰暗无光。

📢 养肝小贴士

生活作息上，肝血不足的人需注意休息，避免劳累，保持规律的作息，避免熬夜，因为熬夜对于肝血也会造成一定的损耗。

平时也可以闭目养神。人体五脏六腑的精气都上注于眼睛，闭目休息既能保护眼睛、调养精神，还能有益肝脏。中医认为，肝受血而能视，久视便会伤肝。闭目静坐休息时，能使更多血液流注于肝脏，再配合做一些护眼运动，能很好地改善头晕眼花、视物模糊、眼睛干涩、眼肌疲劳等症状。

可通过适当的运动，激发体内的阳气。首先，根据患者自身的爱好和身体状况选择一些比较平和的运动项目，如散步、慢跑、太极拳等。为了避免给身体造成过重负担，在运动时可以多休息几次。其次，不管选择哪种运动，都要循序渐进，找到合适的运动量后，就要坚持这个标准，最好不要忽多忽少。再次，运动要选择适当的时机。肝病患者往往比较敏感，天气骤变容易着凉感冒，因此运动的时候要注意季节、气候的变化，适当加减衣物。最后，运动要持之以恒，保证每天都有一定的时间进行体育锻炼。

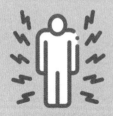

肢体麻木

肝在体为筋，肝血亏虚，筋脉失于濡养，所以产生肢体麻木的感觉。

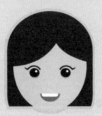

面色淡白

肝藏血，当肝血虚的时候，血液量减少，显示在面部就表现为面色淡白。

失眠多梦

入睡时魂藏于肝，肝血不足则魂不能藏，故不寐或多梦。

饮食宜忌

肝血虚的患者平时可以多吃一些动物肝脏、动物血、红豆、桑葚、桂圆等食物。其中桂圆能够起到养神和补血的作用，桑葚有补血的作用，而且还含有非常丰富的维生素。

不宜食用生冷刺激性食物，如冰激凌、冰水、凉茶、生冷水果等；不宜过量饮酒和食用富含胆固醇的食品。

日常调理，巧补肝血

想要缓解肝血不足，可以采用食疗和按摩的方式进行调理，平时多吃一些养肝补血的食物，按摩一些调补气血的穴位。

多吃菠菜、猪肝

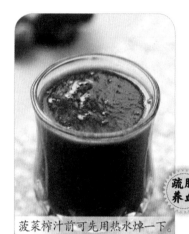

菠菜汁可以滋阴平肝、疏肝养血，对于肝血虚引起的头痛目眩、贫血有很好的调理作用。可以取适量菠菜直接榨汁饮用。

疏肝养血

菠菜榨汁前可先用热水焯一下。

猪肝粥有补肝明目、养血的功效，可以缓解肝血虚引起的视物模糊、视力减退。首先将粳米洗干净；猪肝洗净，切薄片，装入碗内，然后加淀粉、葱花、姜末、料酒和少许盐，抓拌均匀，腌上浆。接着锅内放油烧至五六成热，放入猪肝片，至猪肝半熟，捞出控油。锅内放水烧开，倒入粳米，水开后改用小火熬煮约30分钟，再放入猪肝片，继续小火煮10~20分钟，加盐调味即可。

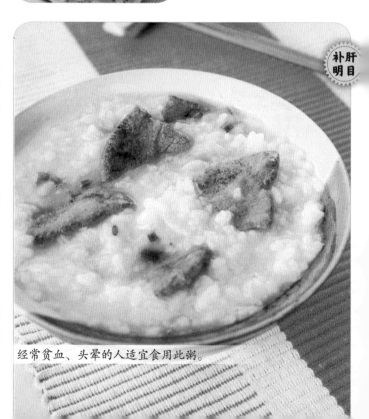

补肝明目

经常贫血、头晕的人适宜食用此粥。

按摩三阴交穴、膈俞穴、中都穴

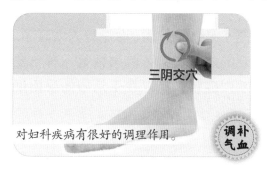

对妇科疾病有很好的调理作用。

调补气血

三阴交穴是保健常用穴。用拇指按揉5分钟，可调补肝、脾、肾三经气血。

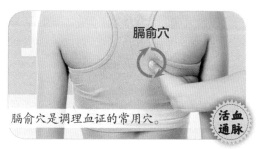

膈俞穴是调理血证的常用穴。

活血通脉

膈俞穴是八会穴之一。用拇指按揉膈俞穴100~200次，每天坚持可以活血通脉。

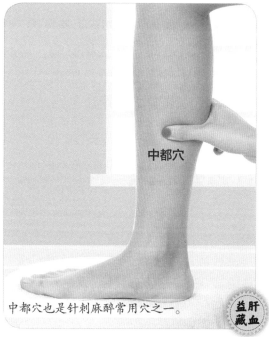

中都穴也是针刺麻醉常用穴之一。

益肝藏血

中都穴属于足厥阴肝经。用拇指指腹按压中都穴，用力点按30秒，然后松开休息，连续多次，可以疏肝理气、调经止血，能缓解肝血不足引起的眼睛胀痛。

中药方 对症调理

中药方及功效	适用人群
✅ **归芍地黄丸**具有补阴血、滋肝肾、清虚热的功效	适用于因肝血不足所致肝肾两虚、阴虚血少、耳鸣、咽干、午后潮热、头晕目眩、腰腿酸痛者
✅ **八珍汤**具有益气补血、活血化瘀的功效	适用于因气血不足所致面色苍白或萎黄、头晕目眩、四肢倦怠、气短懒言、心悸、怔忡、饮食减少者
✅ **酸枣仁汤**具有养血安神、清热除烦的功效	适用于因肝血不足、虚热内扰所致失眠、多梦、心悸不安、咽干者

爱发脾气，可能是肝火太旺了

很多人脾气大，动不动就发火，有可能不是性格原因，而是肝火太旺了。肝脏与情绪之间容易互相影响，当肝火旺的时候，会影响到情绪，脾气变得暴躁，还会伴随口干、眼睛红肿等一系列症状，所以在生活中如果出现以上表现，就要注意养肝了。

什么是肝火

火有虚实之分，这里的肝火旺指的是实火，是肝失疏泄，气郁化火或肝经素有火热所致。生活中如果过多食用辛辣、油腻的食物或者是长时间处于抑郁、焦虑、暴躁等不良情绪中就会导致肝火旺。

肝火旺的常见症状有目赤肿痛、易怒、头痛、胁痛、口干口苦、失眠，严重者甚至会头晕、吐血等。

肝火旺盛的典型症状

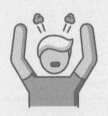

爱发脾气

肝主疏泄，调畅气机，肝脏和情绪的关系比较密切。肝火旺盛会导致虚火亢盛，会让人心情烦躁，平时容易发脾气；反过来，"怒气伤肝"，经常发脾气也会损伤肝脏，影响肝脏的正常运作。

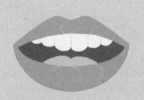

口干、口苦

肝火旺盛会导致患者的代谢功能出现障碍，从而影响到身体内废物的排出，进而出现口干舌燥、口苦的症状。

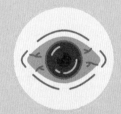

目赤肿痛

肝主目，肝火旺盛常常表现为一些眼部症状，如视物模糊、眼部分泌物多、眼红、眼干等，多是肝火循经上传到眼睛处，损伤津液造成的。

养肝小贴士

肝火旺盛的患者可以在专业医生的指导下，服用药物进行治疗，例如柴胡疏肝散、加味逍遥丸、知柏地黄丸、龙胆泻肝汤等中成药，有利于改善肝火旺盛的症状。

肝脏具有解毒的作用，而肝火旺盛的人由于肝功能受损，体内堆积的毒素比较多，这个时候可以多喝一些水。水能够促进身体新陈代谢，让血液的流动速度加快，这样也能帮助肝脏将毒素排出体外。

大多数肝火旺盛的人都存在暴躁、焦虑、不安等情绪状态，而情绪又是诱发肝火旺盛的主要原因之一，所以想要平息肝火，要尽量让自己的情绪保持稳定，避免让自己长时间处于暴躁、焦虑、容易发脾气的状态，这样才能防止肝脏郁结导致火气加重，让自己更加暴躁。可以去户外散散心，或者和朋友聊天调畅情绪。

在生活中，有很多人因为繁忙的工作而没时间运动，却不知运动不但可以促进身体新陈代谢，还能够加快毒素排出的速度，帮助肝脏减轻负担。在出现肝火旺盛的时候适当做一些运动，能够降低火气，让自己在放松心情、释放压力的同时避免肝火旺盛的症状加重。

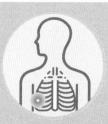

胁肋胀痛

肝火旺盛一般会引起肝郁化火，热邪内犯肝经，而胁肋属于肝经，所以会导致胁肋胀痛。

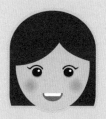

面部红热或颧红

肝火旺，肝的疏泄功能失常而导致肝气亢逆、升发太过而出现脸红。

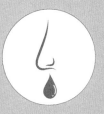

鼻出血

如果肝火较为旺盛，首先会上逆而犯肺，影响肺的生理功能。肺开窍于鼻，肝火旺盛的时候会导致流鼻血。

饮食宜忌

上火者饮食要清淡，多吃蔬菜水果，以松软、易于消化吸收的食物为主；多喝水，因为水能补充机体上火消耗的水分。上火症状轻微时，可以适当吃一些有降火作用的食物，如梨、葡萄、橙子等。

不吃油炸、煎烤、熏制食物；不喝碳酸饮料、咖啡、烈酒、浓茶；不暴饮暴食，注意节制，定时定量。

日常调理，巧降肝火

日常调理以平肝息风、清热疏肝为主，并注意稳定情绪。

多用菊花、丝瓜

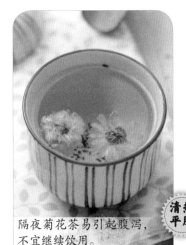

隔夜菊花茶易引起腹泻，不宜继续饮用。

清热
平肝

菊花茶有清热解毒、降火明目的功效，对于肝火旺盛引起的心烦、头痛、口干舌燥、眼干等症状有一定的缓解作用。取适量菊花，用沸水冲泡即可。

丝瓜粥可用于肝火内热引起的口臭口苦、口干舌燥、身热烦渴等。丝瓜性凉，味甘，有凉血解毒、清热养颜、通经活络、通利二便等功效。准备丝瓜150克，粳米100克，虾米适量。将丝瓜洗净，切片；粳米淘洗干净，备用。锅内加水适量，放入粳米煮粥，八成熟时加入丝瓜片和虾米，再煮至粥熟即成。

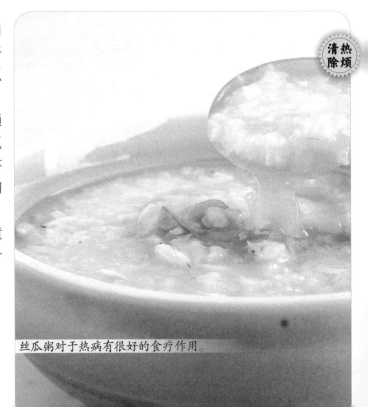

清热
除烦

丝瓜粥对于热病有很好的食疗作用。

按摩太冲穴、期门穴、合谷穴

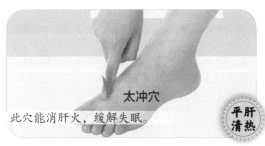

太冲穴

此穴能消肝火，缓解失眠。

平肝清热

太冲穴是肝气充盈之处。可用食指对太冲穴反复进行按压 100 次，具有平肝息风、清热利湿的作用。

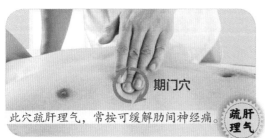

期门穴

此穴疏肝理气，常按可缓解肋间神经痛。

疏肝理气

期门穴是气血运动的出入门户。用中指指腹按压在期门穴上，按揉 3~5 分钟，具有疏肝理气、健脾活血的功效。

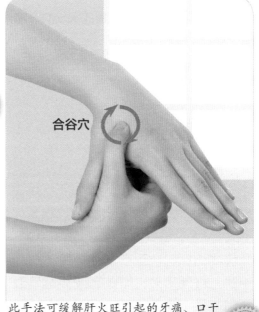

合谷穴

此手法可缓解肝火旺引起的牙痛、口干口苦等症。

解表清热

合谷穴是止痛常用穴。用拇指每次按摩 2~3 分钟即可，具有镇静止痛、解表清热的功效。

中药方 对症调理

中药方及功效	适用人群
☑ **逍遥散**具有疏肝解郁、养血健脾的功效	适用于肝郁血虚、脾弱者
☑ **柴胡清肝汤**具有清热解毒、平肝潜阳的功效	适用于肝火旺盛、情绪烦躁者
☑ **龙胆泻肝汤**具有清泻肝胆实火、清利肝经湿热的功效	适用于肝胆实火上炎所致头痛、胁痛、口苦者
☑ **柴胡疏肝散**具有疏肝理气、活血止痛的功效	适用于肝火旺盛、口苦口干、大便干燥者

盗汗、头晕、眼睛干，可能是肝阴虚

前面提到过，眼睛干涩可能是肝血不足引起的，但是有些人除了眼睛干涩，还伴随着盗汗、头晕的情况出现，这又是为什么呢？在中医看来，这可能是肝阴虚。

什么是肝阴虚

肝阴虚又称肝阴不足，是肝脏阴液亏虚所表现的证候。肝阴虚的病因可能是情志不遂，气郁化火。肝属木，主疏泄，主调畅气机和情志，情志不遂、抑郁或恼怒可导致肝疏泄失常，气血不调，日久化火，灼伤阴液即可导致肝阴不足；或者是温热病后期，灼伤阴液，耗伤肝阴；或者是肾阴不足，水不涵木，使得肝阴不足进而导致肝阴亏虚。

临床表现为头晕耳鸣、两目干涩、面部烘热、胁肋灼痛、五心烦热、潮热盗汗、口燥咽干，或见手足蠕动、舌红少津、脉弦细数。

肝阴虚的典型症状

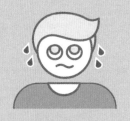

盗汗

肝阴虚使得身体阴液不足，阳气亢盛，入夜后，阳气入里，逼迫阴液外泄，出现盗汗。

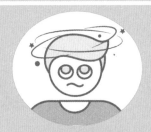

头晕

肝阴虚说明身体阴液不足，肝阳上亢，扰动头目，产生头晕。

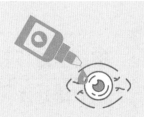

眼睛干涩

肝开窍于目，肝出现问题首先反映在眼睛上。肝阴虚使得眼睛失于濡养，出现眼睛干涩的情况。

养肝小贴士

肝阴虚体质需静养。要养阴，首先要睡好觉。晚上早休息，让身体自然放松，这时，身体的各个气道也是放松的，气息在体内运行得就比较通畅，人体很多受损、不足的地方，就容易修复。因此，阴虚的人要少运动，要学会静养。以下两个方法可以用来调理身体，养肝补虚。

睡醒了伸伸懒腰。经过一夜睡眠后，人体疲软懈怠，气血周流缓慢，人在刚醒之时总觉得懒散而无力。此时伸伸懒腰则有吐故纳新、行气活血、疏肝理气、振奋精神的作用。双手过头部向上伸直，同时伸腰展腹，全身肌肉用力，并配以深呼吸。

"肝开窍于目"，要想肝好同时还要养目，眼部运动不能少。平时要科学用眼，用眼一段时间之后，要闭目休憩或者做眼部运动，以起到养肝明目的作用。睁大眼睛，先向右看，然后慢慢向左看，再向上看、向下看，而后眼睛转动一圈，闭上眼睛3~5秒钟，再睁开眼睛。重复做5次，有助于放松眼部肌肉，促进眼部血液循环。

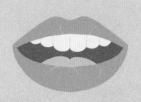

口干

肝阴虚使得体内阴阳失调，肝火上炎，灼烧阴液，导致口干症状的出现。

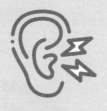

耳鸣

肝经的循行路线是经过耳朵的，当肝出现阴虚时，虚热内扰，会出现耳鸣的症状。

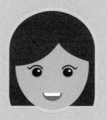

面部烘热

肝阴虚，体内阴液不足，无力制约阳气，阳气过盛，浮于面表，表现为面部烘热。

日常调理，巧补肝阴虚

肝阴虚了，肝就不能很好地调畅气机，不能藏血。所以日常生活中，要注意滋补肝阴、肝血，把肝阴虚补起来。

多吃枸杞子、女贞子

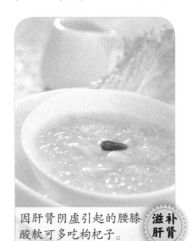

因肝肾阴虚引起的腰膝酸软可多吃枸杞子。 **滋补肝肾**

枸杞子燕麦牛奶粥可以滋补肝肾、益精明目，对于肝阴虚引起的失眠多梦、头晕耳鸣有很好的调理作用。准备牛奶1000毫升，枸杞子2克，燕麦50克。首先在锅中倒入牛奶，煮沸后再加入燕麦和枸杞子，稍稍搅拌即可食用。

女贞子红枣茶可以滋补肝肾、明目乌发，对肝肾阴虚引起的腰膝酸软、头晕耳鸣、视物不清、须发早白等症状有缓解作用。可取适量女贞子与红枣泡茶饮用。

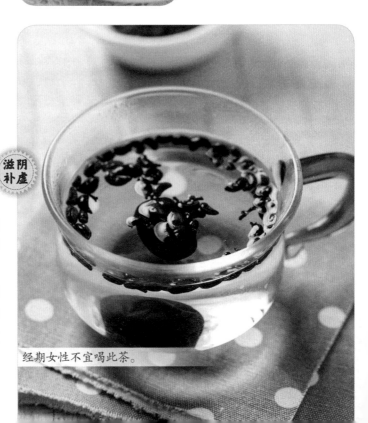

滋阴补虚

经期女性不宜喝此茶。

按摩后溪穴、合谷穴、光明穴

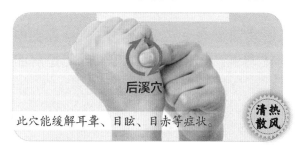

后溪穴

此穴能缓解耳聋、目眩、目赤等症状。

清热
散风

后溪穴是调理颈椎、腰椎的常用穴。用食指指腹按揉后溪穴，每次按摩 5 分钟，每天 2 次，可以清心解郁、清热截疟、散风舒筋。

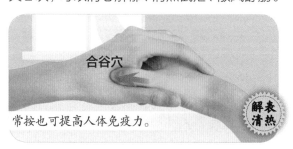

合谷穴

常按也可提高人体免疫力。

解表
清热

合谷穴是止痛常用穴。用拇指按压，每次按摩 2~3 分钟即可。按摩此穴具有疏经通络、解表清热的功效，此手法适用于肝郁引起的肝阴虚。

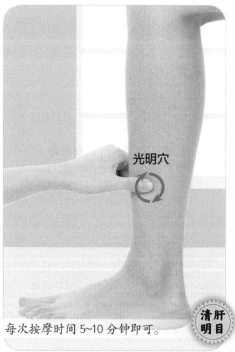

光明穴

每次按摩时间 5~10 分钟即可。

清肝
明目

光明穴是护眼常用穴。可以用拇指环状按揉光明穴 200 次，可清肝明目，缓解眼睛干涩、耳鸣的症状。

中药方 对症调理

中药方及功效	适用人群
✔ **明目地黄丸**具有滋肾、养肝、明目的功效	适用于肝肾阴虚所致目涩畏光、视物模糊、迎风流泪者
✔ **大补阴丸**具有滋阴降火的功效	适用于肝阴虚所致耳鸣、潮热盗汗、咳嗽咯血、阴虚火旺者
✔ **杞菊地黄丸**具有滋肾养肝的功效	适用于肝阴虚所致眩晕耳鸣、羞明畏光、迎风流泪、视物昏花者
✔ **一贯煎**具有滋阴疏肝的功效	适用于肝肾阴虚、肝气郁滞者

口苦、胁肋胀，多半是肝胆湿热

很多人早上刚起床的时候，嘴巴里面会有发苦的感觉，而且直到中午还消不下去，平时两腿之间也比较潮湿。出现这种情况，可能是肝胆湿热造成的。

什么是肝胆湿热

肝胆湿热是湿热蕴结肝胆，疏泄功能失职所表现的证候。肝胆湿热的主要症状是气机运行受阻，同时胆汁的分泌和排泄也受到影响。可能是由于患者长期处于多雨季节或者潮湿环境中，湿邪由表入里，引起了外感湿热；也可能是因为饮食不节，经常吃辛辣刺激性食物，致使脾胃受损，导致湿热内生。

临床表现有胁肋部胀痛灼热或有痞块、厌食、腹胀、口苦泛恶、大便不调、小便短赤、舌红苔黄腻、脉弦数，或寒热往来、身目发黄，男性可见阴囊湿疹瘙痒难忍、睾丸肿胀热痛，女性可见带下黄臭、外阴瘙痒等。

肝胆湿热的典型症状

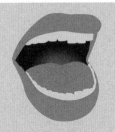

口苦

湿热淤积于肝胆，气机运行受阻，肝火上炎导致胆汁反流，形成口苦。

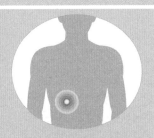

胁部疼痛

肝胆都位于胁部以下，当湿热积于肝胆，肝胆产生病变时，胁肋就会产生胀痛的感觉。

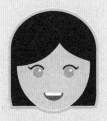

身目发黄

由于肝胆湿热，肝的疏泄功能异常，不能正常运送胆汁，胆汁外溢于肌肤，会形成身目发黄的症状。

养肝小贴士

　　肝胆湿热者可以通过加强体育锻炼的方式消耗体内多余的热量和水分，达到清热除湿的目的。平时可以做一些有氧运动来进行调理，比如中长跑、爬山、游泳、骑自行车等，这些运动既可以通过出汗来排出体内湿气，又不会太过剧烈而导致患者出现其他不适症状。

　　饮食上要以清淡为主，不要摄入过多辛辣、刺激、油腻和甜腻的食物，比如蛋糕、巧克力、辣椒、小龙虾、酒等；也不要吃寒凉的食物和水果，否则容易损伤脾胃，加重湿气。

　　湿热体质者体内的湿气和火气较重，可能与经常居住于潮湿的环境有关，所以要避免居住在低洼潮湿的地方，居住环境宜干燥、通风。盛夏暑热较重的季节，减少户外活动时间。

　　注意调节情志，避免压力过大，情绪波动。脾主运湿，思虑过重会损伤脾胃运化，脾虚则无力运湿，导致湿气重。

厌食

　　湿热蕴积肝胆，气机不畅，影响脾胃，导致脾气不能向上升，胃气不能向下降，上逆影响消化功能，从而出现厌食的症状。

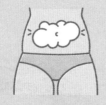

腹胀

　　湿热蕴积于肝胆，影响到脾胃的运化功能，运化不畅就会出现腹胀的症状。

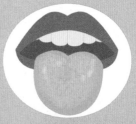

舌苔黄腻

　　舌苔也能反映脏腑的健康状况。苔黄为热，苔腻为湿，为痰，为食滞。黄腻苔是湿热积滞的表现。

饮食宜忌

肝胆湿热与久居湿热环境以及不良的生活习惯有很大的关系。平时要多吃一些祛湿的食物，比如冬瓜、绿豆、西瓜、绿茶等，尽量不要吃甜食、喝碳酸饮料、食用辛辣等刺激性食物。有抽烟、饮酒习惯者，最好戒烟戒酒。

日常调理，巧祛湿热

肝胆湿热说明体内有湿热蕴积，调理原则应以清热利湿为主，让身体尽快恢复健康状态。

多吃黄花菜、薏苡仁

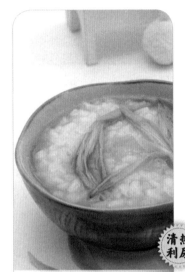

黄花菜粥可以养血平肝、消肿、利湿、利尿，适用于慢性肝炎属肝胆湿热者。准备黄花菜30克，粳米适量。黄花菜清洗干净，备用；粳米淘洗干净，备用；将黄花菜与粳米煮成粥食用，每天1~2次。

清热利尿

痰多有哮喘者不宜食用此粥。

利湿清热

薏苡仁赤小豆汤可以清除体内的湿气。赤小豆可以利水消肿、利湿退黄、清热解毒，薏苡仁可以利水消肿、清热解毒、健脾祛湿，两种都是很常用的祛湿药材，冬瓜也有护肾利尿的功效，三者配合起来，可以加强脾胃的运化功能，将湿气排出去。将冬瓜块、薏苡仁和赤小豆熬煮成粥或煲汤皆可。

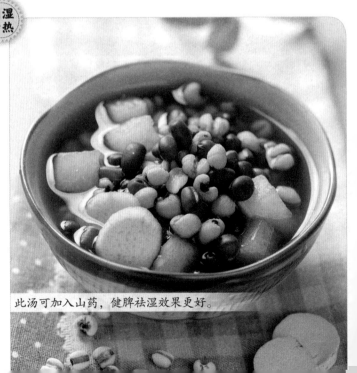

此汤可加入山药，健脾祛湿效果更好。

按摩胆俞穴、太冲穴、阳陵泉穴

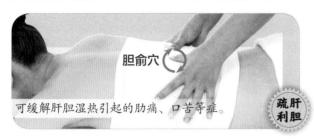

胆俞穴 ⟳

可缓解肝胆湿热引起的肋痛、口苦等症。

疏肝利胆

胆俞穴是利胆要穴。用双手拇指指腹按揉胆俞穴，手法均匀、柔和、渗透，以局部有酸痛感为佳，每次3分钟，可以疏肝利胆、清热化湿。

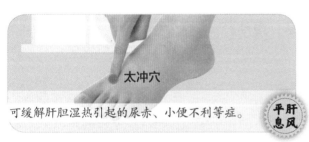

太冲穴

可缓解肝胆湿热引起的尿赤、小便不利等症。

平肝息风

太冲穴是缓解焦虑和生气的常用穴。可以用拇指或者食指点压该穴位，每次约15分钟，每天1~2次，可以平肝息风、清头目、理下焦。

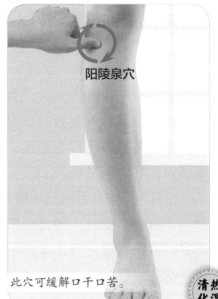

阳陵泉穴 ⟳

此穴可缓解口干口苦。

清热化湿

阳陵泉穴属调理胆病常用穴。用拇指顺时针方向按揉约2分钟，然后逆时针方向按揉2分钟，有清热化湿、疏肝利胆、疏调经脉的作用，可缓解黄疸、肋痛等症。

中药方 对症调理

中药方及功效	适用人群
☑ **龙胆泻肝丸**具有清肝胆、利湿热的功效	适用于肝胆湿热、耳鸣耳聋、湿热带下者
☑ **大柴胡颗粒**具有和解少阳、内泄热结的功效	适用于肝胆湿热所致右上腹隐痛或恶心呕吐、舌苔黄腻者
☑ **蒿芩清胆汤**具有清利肝胆湿热、和胃化痰的功效	适用于肝胆湿热所致口苦胸闷、吐酸苦水、干呕、呃逆者
☑ **六一散**具有利湿清热、清肝利胆的功效	适用于肝胆湿热偏湿重者

容易胃痛、呕吐，病根可能在肝

经常胃痛、胃胀、呕吐，一生气就加重，可能不单纯是脾胃的问题，病根有可能是肝，中医称之为"肝气犯胃"，属于"肝胃不和证"的范畴。多由情志不遂，气郁化火，或寒邪内犯肝胃而发病。

临床以胸胁、胃脘胀满疼痛为主要表现。常见于胃痛、呕吐、呃逆、胁痛，以及现代医学的慢性胃炎、胃十二指肠溃疡、慢性肝炎等疾病。

肝气犯胃的典型症状

胃痛
肝气横逆会导致肠胃功能出现问题，引起胃痛。

呕吐
肝失疏泄，气机不畅，胃气上逆，情况严重时会出现呕吐症状。

打嗝
胃气不能降，上逆而出现打嗝症状。

胁痛
肝经行于两肋，肝气不舒则胁痛，横逆犯胃则胃痛。

吐酸水
肝失疏泄，影响脾胃运化，肝热上扰，就可能出现吐酸水的情况。

食欲不振
肝失疏泄，无法协助胃部通降，导致食物在胃中停滞，就会产生食欲不振的症状。

药物调理

加味左金丸具有平肝降逆、疏郁止痛的功效，适用于因肝胃不和所致胃痛、嗳气者。疏肝健胃丸具有疏肝健胃的功效，适用于慢性肠炎和功能性消化不良以及长期便秘者。

穴位按摩

按摩太冲穴、冲阳穴、足三里穴，可以疏肝健胃。太冲穴可以用拇指或者食指指腹点压，每次约 15 分钟，每天 1~2 次。冲阳穴用拇指顺时针方向按揉 1~2 分钟。足三里穴用中指或拇指按揉 3~5 分钟。

情志调养

有烦恼或压力大时可以去找朋友聊聊天，或者寻找心理咨询师倾诉，或者闭目深呼吸，聆听一些舒心的音乐，把烦恼暂时抛到脑后，不要过多地考虑烦心的事情。

饮食宜忌

　　肝气犯胃者饮食以清淡为主，少油腻，忌辛辣、烟、酒及黏滞助火之品。可食用番茄、茭白、苦瓜、冬瓜、雪梨、苹果、西瓜、金橘等有疏利行气作用的食物。

食疗调养

　　乌梅疏肝解郁、滋养肝脏；黑芝麻补益肝肾、调和脾胃。二者对于肝气犯胃引起的胃脘不适、消化不良诸症有很好的调理效果。

　　乌梅茶：乌梅与红茶适量，用沸水冲泡 5~10 分钟，每天 1 次。

　　黑芝麻糊：将黑芝麻与糯米炒熟，打成粉末后加入糖和热水冲调即可。

有的患者会一直呕吐出酸水、绿水，少数患者的呕吐物中会带血丝或呕吐物呈咖啡色。

呕吐物为未消化的食物，吐后会感觉舒服些。

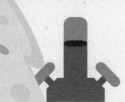

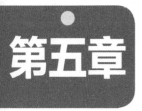

脾为后天之本，脾好少生病

脾者，谏议之官

《黄帝内经·素问》中说"脾为谏议之官，知周出焉"，意思就是，脾为气血生化之源，而气血是精神意识思维活动的基本物质。脾健运，则气血充沛，可以不断为人体提供营养物质，供活跃思维之用，就像议大夫规谏辅助君主做出决定一样。脾在志为思，可见人的周密思维和脾之间有着密切的关系。如果思虑太过，就会反损脾气，导致四肢不用，五脏不安。

脾主运化

脾主运化就是将水谷消化成为精微物质并将其运输、布散到全身。这些功能需要胃和小肠等的配合，但是以脾为主。脾的运化功能可分为运化水谷和运化水湿两个方面。

运化水谷

水谷，泛指各种水饮和食物。运化水谷，即指对水饮和食物进行消化和吸收。中医以五脏为中心，无论是从生理角度，还是从病理角度来说，脾都是消化系统的主要脏器，人体的消化功能主要归属于脾。中医认为人体的消化功能与脾、胃、小肠等脏腑都有关系。例如食物入胃，经过脾胃的腐熟加工，然后进入小肠，清浊分离，各走其道，再由脾输送至全身，供应各脏腑器官的营养。

运化水湿

水湿，即人体内的水液。运化水湿，是指脾对水液的吸收、转输布散和排泄的作用。脾的运化水湿功能可以概括为两个方面：一是摄入体内的水液，需经过脾的运化转输，气化成为津液，并输布于肺，通过心肺而布达周身脏腑器官，发挥其濡养、滋润作用；二是将全身各组织器官利用后多余的水液，及时地输送到相应的器官（如肺、肾、膀胱、皮毛等），变成汗和尿液等排出体外。

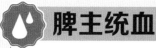

脾主统血

脾主统血，是指脾气有统摄、控制血液在脉中正常运行而不逸出脉外的功能。《薛氏医案》明确提出："心主血，肝藏血，亦皆统摄于脾。"《金匮要略编注》中也说："五脏六腑之血，全赖脾气统摄。"气足则能摄血，故脾统血与气摄血是统一的。脾气健旺，运化正常，气生有源，气足而固摄作用健全，血液则循脉运行而不逸出脉外。若脾气虚弱，运化无力，气生无源，气衰而固摄功能减退，血液失去统摄则会导致出血。

脾主肌肉

中医认为，肌肉的营养靠脾运化水谷精微而得，也就是"脾主肌肉"。这一点，早在《黄帝内经·素问》中就讲到过：脏真濡于脾，脾藏肌肉之气也。清代著名医家黄元御在《四圣心源》中也说道："肌肉者，脾土之所生也，脾气盛则肌肉丰满而充实。"这些都论述了脾主肌肉的功能。

脾主肌肉、四肢，为肌肉提供维系其生理功能所需的能量。脾气或脾阳充足时，则身体健壮有力，但当脾气虚或者脾阳虚的时候，人体就会表现出肢体乏力、倦怠懒言的症状。

脾喜燥恶湿

脾之所以有喜燥恶湿的特性，与其运化水液的生理功能有关。脾气健旺，运化水液功能发挥正常，水精四布，自然无痰饮水湿的停聚，也不被痰饮水湿所困。正如《医学求是》中说"脾燥则升"。

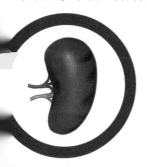

若脾气虚衰，运化水液的功能出现障碍，痰饮水湿内生，即所谓"脾生湿"；水湿产生之后，又反过来困遏脾气，致使脾气不升，脾阳不振，称为"湿困脾"。外在湿邪侵入人体，也会困遏脾气。由于内湿、外湿皆易困遏脾气，故脾欲求干燥清爽，即所谓"脾喜燥而恶湿"。

临床上，对脾生湿、湿困脾的病症，一般是健脾与利湿同治，所谓"治湿不治脾，非其治也"。

总爱睡觉，可能不是懒，而是脾气虚

有的人总爱睡懒觉，浑身乏力，而且饭也吃不多，吃多了感觉肚子胀，可能还会疼，这种情况可能不是因为懒，而是脾气虚的缘故。

什么是脾气虚

脾气虚又称"脾气不足""脾胃虚弱"，是运化功能障碍导致的证候。原因可能是饮食不节，如饥饱无常、暴饮暴食、过度节食、过量摄入冷饮或者挑食、偏食损伤脾胃，导致脾气不足；或因先天禀赋不足，后天失养，从而引起脾气不足；也可能是劳役损伤，劳力过度则伤气，天长日久就会消耗正气；过分安逸也会使人体气血流通不畅，脾胃功能下降。

脾气虚主要表现为精神疲乏、全身疲乏无力、少气懒言、食欲不振，特别是进食后感觉身体困倦，伴随出现便溏、呕吐，甚至腹泻等症状。

脾气虚的典型症状

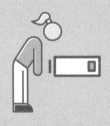

全身疲乏

脾主四肢肌肉，脾气不足，肢体失养，故肢体倦怠，表现为全身疲乏。

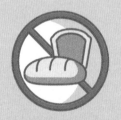

食欲不振

中医认为脾主运化，脾气虚弱，则无力运化，使得脾气不能升，胃气不能降，气滞于中脘导致食欲不振。

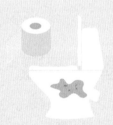

便溏

脾的运化功能减弱，精微不布，水湿不化，清浊不分，流注肠中，所以大便溏薄。

健脾小贴士

脾气不足如果日久不愈会进一步发展为脾虚气陷、阳虚或者脾不统血，所以越早调理越好。可以通过运动来进行调理，比如叩齿、散步和按揉腹部。

食物进入胃之前需要先经过牙齿的咀嚼，一方面，牙齿能将食物磨碎，减少脾胃的负担；另一方面，咀嚼的过程可促进酶的分泌，来帮助消化。中老年人平时要经常锻炼牙齿的功能，可用叩齿的方法。摒除杂念，全身放松，口唇轻闭，上下牙齿有节律地互相轻轻叩击 30 次即可。

散步可以帮助消化，俗话说"饭后百步走，活到九十九"。散步不仅可以锻炼身体，而且能愉悦精神，舒缓压力，中医称之为"百炼之祖"。但饭后散步前要先休息一会，保证胃肠能得到更多的血液供应。饭后适当揉揉腹部也可以促进胃肠的蠕动，帮助消化。

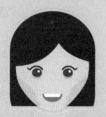

面色萎黄、身形消瘦

脾主统血，脾气不足时会导致气血亏虚，不能上荣于面部，故表现为面色萎黄。脾气虚者一般食欲不好，因此形体比较消瘦。

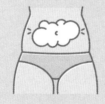

腹胀

脾能运化水谷，当脾气虚弱，无力运化，就会导致水谷不化，停滞腹中，气机不畅，产生腹胀的感觉。

水肿

脾能运化水湿，将脏腑不用的废水排泄出去。当脾气不足时，运化水湿的能力就会出现问题，水湿不能正常排出，就会出现水肿。

巳时，
适度运动健脾

9：00—11：00 为巳时，此时足太阴脾经当令，宜健脾。早上吃的饭在这个时候开始运化，化生精、气、血、津液，为身体各部提供充分的营养。久坐办公室的上班族最好每隔 1 小时起来运动一下，伸展筋骨。

日常调理，巧补脾气

日常调理应以健脾益气为原则，补好脾气，让脾更强健。

多吃小米、红薯

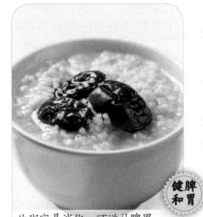

此粥容易消化，可滋补脾胃。

小米红枣粥具有补益虚损、补气养血、和胃安眠等功效，适用于脾胃虚弱、气血不足等引起的失眠多梦、食欲不振等。可取适量小米和红枣煮粥食用。

红薯泥是健脾良品，具有补脾益气的功效，很适合身体乏力、脾虚的人食用。红薯含有丰富的膳食纤维，可促进肠胃蠕动。可取红薯 100 克，上锅蒸熟以后，捣成红薯泥食用，也可另加入蜂蜜调味。脾虚兼便秘者，可经常食用。

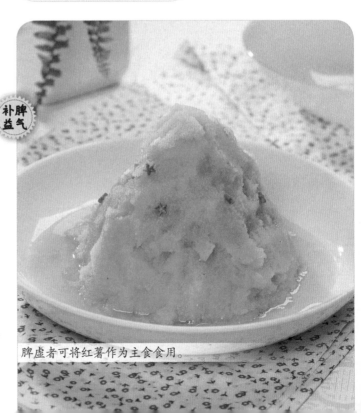

脾虚者可将红薯作为主食食用。

按摩中脘穴、天枢穴、脾俞穴

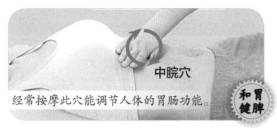

中脘穴

和胃健脾

经常按摩此穴能调节人体的胃肠功能。

中脘穴是调理脾胃常用穴。用手掌或掌根部分按揉中脘穴 2~3 分钟，有和胃健脾、通调腑气的功效。腹痛、腹胀时可多加按揉以缓解症状。

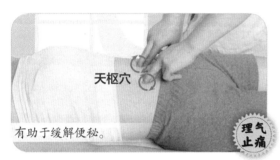

天枢穴

理气止痛

有助于缓解便秘。

天枢穴是人体阴阳之气枢转交合之处。用食指和中指指腹按揉两侧天枢穴 1~3 分钟，可清利湿热、理气止痛。

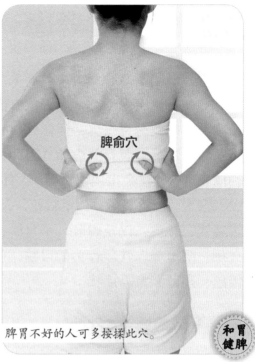

脾俞穴

和胃健脾

脾胃不好的人可多按揉此穴。

脾俞穴是脾气转输后背的穴位。用拇指指腹按揉脾俞穴 1~3 分钟，以有酸胀感为度，有和胃健脾、化湿的功效，可缓解便溏、食欲不振等症。

中药方 对症调理

中药方及功效	适用人群
☑ **附子理中丸**具有温中健脾的功效	适用于脾胃虚寒、脘腹冷痛者
☑ **补中益气丸**具有益气升阳的功效	适用于脾胃虚弱、中气下陷者
☑ **四君子汤**具有补气、益气健脾的功效	适用于脾胃气虚所致面色萎黄、语声低微、气短乏力者
☑ **参苓白术散**具有补脾胃、益肺气的功效	适用于脾胃虚弱、食少便溏、气短咳嗽者

出现胃下垂，可以从脾气下陷考虑

脾气下陷多是脾气虚发展而来，或者是脾气虚的特殊表现形式，多因饮食劳倦，损伤脾胃，以致脾胃气虚，运化无权，清阳下陷所致。本症多兼有气虚和气陷两种证候的临床表现，往往会出现饮食减少、体倦肢乏、少气懒言、面色萎黄、头晕眼花、大便稀溏、舌质淡、脉虚，以及脱肛、子宫脱垂、久泻久痢、阴挺等，并伴有头晕目眩、肢体困重倦怠、声低懒言等症状。

脾气下陷的典型症状

内脏下垂
脾气虚以致中气下陷，无力升举，所以内脏就会下垂。

饮食减少
脾不能运化水谷，所以会表现出饮食减少的症状。

体倦肢乏
脾气下陷，运化能力出现问题，造成体倦肢乏。

头晕
脾气下陷，清阳不升，脑不得养，出现头晕的症状。

眼花
脾气下陷，清阳不能上荣，产生眼花的症状。

面黄
血脉失于濡养，而且水湿内停，溢于肌肤，面部呈现黄色。

药物调理

脾气下陷之证，乃中焦气虚，清阳下陷而不举，因此，临床上既有脾气虚弱之证，又有陷而不举之状。在治疗上，当以益气、升举、固涩为主，中气微虚而陷脱者，宜用四君子汤；虚陷而不举者，宜用补中益气汤，其中以人参、黄芪、当归、白术、甘草补之，升麻、柴胡升之，或兼用五味子、乌梅固涩之。

穴位按摩

出现脾气下陷，可以按揉大包穴、足三里穴达到养脾补气的效果。

运动指导

日常生活中可以坚持锻炼，例如每天慢跑半小时以上，长期坚持可以健脾益气，增强机体的免疫力。

饮食宜忌

脾气下陷的人务必要注意饮食禁忌，忌食性质寒凉、易损伤脾气的食物，如苦瓜、黄瓜等。可以适当吃一些补气养血的食物，比如羊血、猪血、羊肝等。

食疗调养

人参、黄芪都是补中益气的佳品，适用于脾气下陷引起的少气懒言、饮食减少等症。

人参粥： 人参 10 克切成小块，先用小火煮数小时，再将 50~100 克粳米放入煮粥。

黄芪粥： 黄芪 30 克，先用水煎，取汁去渣加粳米 50 克煮粥。

食欲减退是脾气下陷的突出表现，勉强将食物吃进去以后，会感觉腹胀得非常厉害。

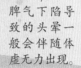

脾气下陷导致的头晕一般会伴随体虚无力出现。

月经量过多，是脾不统血的表现

女性有时候会出现月经量过多，甚至是崩漏的情况，如果还伴随着食欲减退、大便溏稀的情况，有可能是脾不统血引起的。

什么是脾不统血

脾不统血是由于久病脾虚，不能统摄血液而引起的证候。脾不统血是气不摄血的病理反映，它不仅与脾主统血直接相关，而且与脾化生气血的功能也有密切关系。脾胃为气血生化之源，脾运健旺，则气血充盈，气能发挥固摄作用，血液也就能循其常道而不致逸出脉外。所以，脾统血的作用是脾气化生血液和固摄血液功能的综合体现。如果脾气亏虚，对血液失去统摄，容易造成血液溢出脉外，出现皮下出血、牙龈出血、鼻出血、便血等症状。一般可因饮食不当，如嗜食油腻、甜食等导致脾胃功能受损，或者因体弱多病、情志失调、缺乏运动锻炼、思虑过度等伤及脾气。

临床表现为便血、尿血、妇女月经过多、崩漏，同时还兼有一些脾气虚的症状，如四肢困乏、皮下出血、舌质淡、脉细弱等。

脾不统血的典型症状

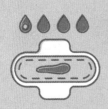

月经量过多

脾主统血的功能出现问题，气不足以固摄血液，血不能循经而走，溢出筋脉外，造成月经量过多。

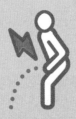

便血、尿血

脾气虚弱会导致脾统血的功能受损，导致血液循环不畅，造成气滞血瘀，引起血管破裂，随着排便通道排出体外，出现便血、尿血的症状。

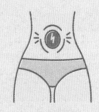

腹部疼痛

脾不统血的根源在脾气虚弱。脾运化失常，水谷不能被腐熟，滞留胃部，导致腹部疼痛。

健脾小贴士

脾不统血是比较严重的一种脾虚证，长期如此会对身体造成比较严重的伤害，在调理时应该注意养血补气，又因为气可以固摄、化生血液，所以尤其要注意补益脾气。

生活中可以通过运动、改变饮食方式、调整情绪等方式来调理身体，缓解脾不统血。适当的运动可以养护人体正气、促进血液循环，但是要注意不要过度劳累，可以选择散步、打太极、练瑜伽等。可经常食用山药、黄芪等补益脾气，以及红枣、樱桃等健脾养血，有助于缓解脾不统血的症状。平时也要保持心情愉悦，避免不良情绪。

此外，若是症状持续不缓解，也可在医生指导下通过服用归脾汤、当归补血汤、人参养荣汤等方剂来补气养血，调理身体。

食欲不振

脾不统血，气无所附，脾气日渐虚弱，运化失常，气机失畅，脾气不得升，胃气不得降，胃气上逆出现食欲不振。

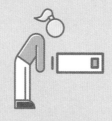

神疲乏力

脾不统血，日久血亏气弱，运化失常，水谷精微不得腐熟，气血产生不足，无力濡养筋脉。

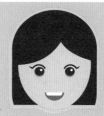

面色萎黄

长期脾气虚，血脉失于濡养，而且水湿内停，溢于肌肤，表现在面部，就会呈现黄色。

饮食宜忌

中医认为，脾喜温燥，忌寒凉。因此建议脾虚血虚的人多吃温热性食物，如红枣、山药、芡实、生姜等。

脾不统血的人应该避免食用生冷、油腻、辛辣等刺激性食物，如西瓜、冰激凌、肥肉、辣椒等。

日常调理，巧治脾不统血

脾不统血主要是由脾气虚弱引起的，所以调理原则应以补益脾气为主，兼以补血。饮食上多食用一些容易消化的食物，减轻脾脏负担，促进脾气的恢复。

多吃芋头、樱桃

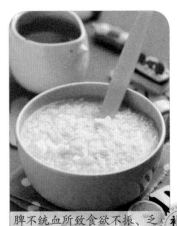

脾不统血所致食欲不振、乏力者可多食芋头。

补益脾胃

芋头粥可养护脾胃。准备芋头 160 克，小米适量。将芋头洗净，去皮，切块，小米淘洗后在水中浸泡 2 小时。砂锅洗净，将浸泡后的小米和水倒入砂锅中，放入芋头。开火煮至粥黏稠即可。

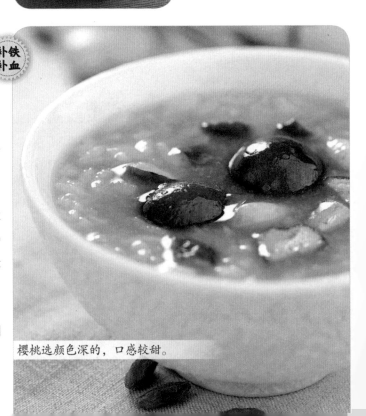

补铁补血

红枣樱桃粥可以补铁。樱桃益气补血，既可防治缺铁性贫血，又可增强体质，健脑益智。准备粳米 80 克，红枣 5 枚，冰糖适量，鲜樱桃 9 颗（或樱桃蜜饯 20 克）。将淘洗干净的粳米加水煮软后去除乳浊液体，红枣洗净煮软入粳米中，加入适量水，放入冰糖和樱桃，再煮沸片刻即可。

樱桃选颜色深的，口感较甜。

按摩三阴交穴、血海穴、足三里穴

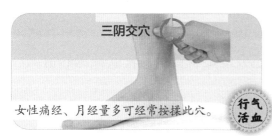

三阴交穴

女性痛经、月经量多可经常按揉此穴。

行气活血

三阴交穴是肝经、脾经和肾经三条阴经的交汇穴。用拇指先顺时针、再逆时针方向按揉，持续5~10分钟，可以健脾益肾、补肝养血。

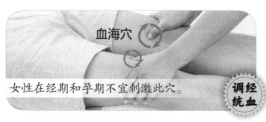

血海穴

女性在经期和孕期不宜刺激此穴。

调经统血

血海穴是气血之海。用拇指每侧按揉3分钟，以酸胀为度，具有调经统血、凉血止痒的功效。月经不调、痛经、功能性子宫出血者可多按揉此穴。

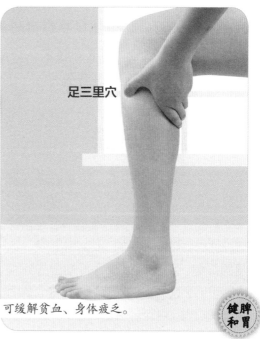

足三里穴

可缓解贫血、身体疲乏。

健脾和胃

足三里穴是保健大穴。用拇指或中指点按足三里穴，先按住穴位，缓缓加力，之后略微停留，再逐渐放松，反复按摩5~10分钟，可以健脾和胃、补气养血。

中药方 对症调理

中药方及功效	适用人群
✅ **归脾丸**具有益气健脾、养血补血的功效	适用于脾气虚弱所致各种病症者
✅ **八珍丸**具有补气养血的功效	适用于面色萎黄、肢倦乏力、食欲不振以及月经过多者
✅ **补中益气丸**具有补中益气的功效	适用于脾不统血症状较轻者
✅ **黄土汤**具有温阳健脾、止血的功效	适用于脾阳虚及脾不统血所致出血者

脸肿、手脚也肿，可能是脾阳虚

有些人刚开始可能只是觉得脸部水肿，过一段时间发现四肢也开始水肿，慢慢地整个人都肿了起来，可能还会伴随着胃痛、食欲减退的情况。其实这些表现与脾阳虚有关。

什么是脾阳虚

脾阳虚是脾阳不振，阴寒内盛表现出来的证候，多由脾气虚进一步发展而来。可能是平时不注意饮食健康，经常吃偏凉性的食物所引起的，比如冰激凌、冰镇西瓜等。若长期处于寒冷潮湿的环境中，可能会使过多的寒气进入体内，从而诱发脾阳虚，甚至还会出现腹泻的症状。当身体内的阳气被消耗，但是未得到及时有效的治疗，也有可能会使脾胃受到刺激，从而出现阳虚的现象。

临床表现为喜温喜按、畏寒怕冷、四肢不温、腹胀、脘腹疼痛、食欲减退、肠鸣嗳气、大便稀薄、小便清长，或见肢体困重、全身浮肿、小便不利，或见面色苍白无泽、形体消瘦、少气懒言、舌质淡胖苔白、脉沉迟无力。

脾阳虚的典型症状

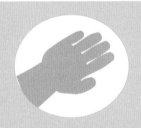

水肿

中医认为脾主运化，当脾阳气不足时，脾运化水湿的能力出现问题，使得多余的水无法运出体外，停滞体内造成水肿。

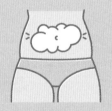

腹胀

中医认为消化功能主要由脾来承担，所以当脾阳气不足时，吃进去的食物就无力运化，会堆积在腹部，出现腹胀的症状。

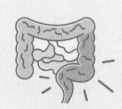

肠鸣

脾阳虚时，运化水谷的能力会出现问题，这会导致食物没有被消化干净就进入肠道，出现肠鸣。

📢 健脾小贴士

让背部多晒太阳，可以补一身阳气。中医认为，人的背部属阳，膀胱经上各有脏腑腧穴循行于背部。所以，晒背部不仅可以激发背部阳气，达到疏通经络、通畅气血、调和脏腑、祛寒止痛的目的，还可以通过经络循行，激发一身阳气。晒太阳时注意多晒头顶的百会穴，以养阳补脑，还可以补钙。

拍拍手也能补阳气。早晨太阳初升，天地间的阳气开始升腾，此时拍手可以振奋阳气，促进阳气的升发，疏通全身的气机。

拍手方法有实心拍手法、空心拍手法和局部拍手法。实心拍手法是掌对掌，手指对手指，均匀用力拍击，力度宜逐渐加重，时间20~30分钟，以能刺激到手掌穴位和反射区为宜。空心拍手法是手掌相对，掌部弓起，手指和手掌边缘相对拍手，时间以30~40分钟为宜。局部拍手法是手指对拍、掌心对拍、掌背互拍、虎口对拍，时间不限。

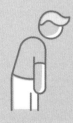

畏寒怕冷

脾阳气不足，无法温煦脏腑以及形体，所以会出现畏寒怕冷、四肢不温的症状。

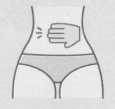

腹痛喜按

脾阳虚，运化水湿的能力不足，水湿停滞就会导致寒湿生成，所以会感觉腹痛。同时阳气虚弱，寒湿生成，会导致筋脉失于濡养，所以会喜温喜按。

食欲减退

中医认为脾是全身气血生化之源，脾阳虚，则运化出现问题，水谷不能腐熟，同时胃气上逆，会出现食欲减退的情况。

泡泡脚，对脾也好

对于脾虚的人来说，长期坚持用中药泡脚，可以温运脾阳、强身健体。

泡脚时注意以下4点。

1. 泡脚时间以 15~30 分钟为宜，不宜过长。

2. 水温宜保持在 40℃ 左右，不可过高。

3. 饭后 30 分钟内不宜泡脚。

4. 药浴泡脚最好选木盆或者足浴桶。

日常调理，巧补脾阳虚

脾胃病一般不宜大补，应该以调理为主。想要调理脾阳虚，应以补脾温阳为调理原则，避免吃生冷、刺激或寒凉的食物，可以吃一些温热食物温暖脾胃、补气血。

多吃肉桂、羊肉

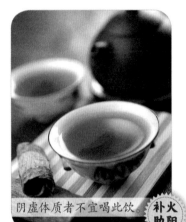

阴虚体质者不宜喝此饮。

补火助阳

肉桂蜂蜜茶适合调理脾阳虚。肉桂性大热，有补火助阳、散寒止痛的功效，且能引火归元，还可以缓解胃痛。准备肉桂 5 克，蜂蜜适量。将肉桂加水 500 毫升煮 15 分钟，水温适宜后加入适量蜂蜜饮用。

板栗炖羊肉养脾助阳、补精血，对于脾阳虚引起的四肢不温、畏寒怕冷有很好的调理作用。准备羊里脊 100 克，栗子（鲜）若干，枸杞子 15 克。将羊里脊洗净，切块，栗子去皮取肉，洗净。锅内加适量水，放入羊里脊块，大火烧开，小火煮至半熟时，再加入栗子和枸杞子，继续煮 20 分钟后加盐服食。

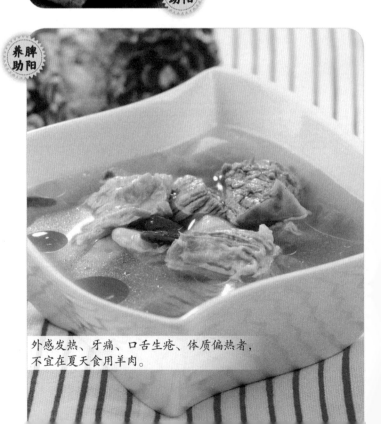

养脾助阳

外感发热、牙痛、口舌生疮、体质偏热者，不宜在夏天食用羊肉。

按摩公孙穴、商丘穴、漏谷穴

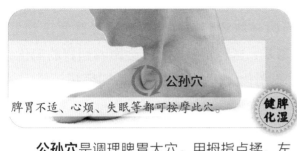

脾胃不适、心烦、失眠等都可按摩此穴。

健脾化湿

公孙穴是调理脾胃大穴。用拇指点揉，左右两侧交替进行 10~15 分钟，可以健脾益胃、通调冲脉，主治胃痛、呕吐、腹泻等脾胃问题。

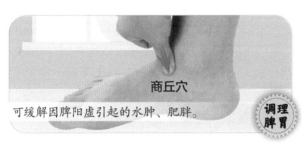

商丘穴

可缓解因脾阳虚引起的水肿、肥胖。

调理脾胃

商丘穴为足太阴脾经的穴位，主要作用是针对脾胃功能问题。用拇指指腹按压商丘穴，每次 1~3 分钟即可，每天可以进行 3~5 次，具有健脾化湿、舒筋活络的作用。

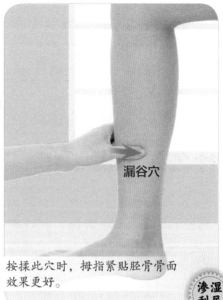

漏谷穴

按揉此穴时，拇指紧贴胫骨骨面效果更好。

渗湿利尿

漏谷穴是缓解腹泻常用穴。用拇指或食指用力深按 30 秒，再松开 10 秒，反复刺激 10 次，具有健脾消肿、渗湿利尿的功效，出现消化不良、便溏时按摩此穴，可缓解症状。

中药方 对症调理

中药方及功效	适用人群
☑ **温脾汤**具有攻下冷积、温补脾阳的功效	适用于阳虚冷积者
☑ **附子理中丸**具有温阳祛寒、补气健脾的功效	适用于脾胃虚寒较甚或脾肾阳虚者
☑ **小建中汤**具有温中补虚、和里缓急的功效	适用于脾阳虚所致神疲乏力、面色无华者
☑ **健脾丸**具有健脾祛湿、理气开胃的功效	适用于脾阳虚所致食少难消、大便溏薄者

吃点东西就胃胀，可能是脾胃不和了

稍微吃点东西，胃就发胀，有时还胀痛，要注意，可能是脾胃不和导致的。脾和胃的关系很密切，互相影响，当脾不好时，也会影响到胃的消化，脾胃功能受损，很容易导致腹胀、不消化、没有食欲等一系列症状。

什么是脾胃不和

脾胃是一个阴阳体，一阴一阳，一升一降，其功能协调，则脾胃和；反之，则清气不升，会导致上焦虚弱、精气神减弱；浊气不降，会引起脾胃功能减弱或不协调，称为脾胃不和。脾胃不和时脾脏运化功能减弱，导致胃的消化、吸收功能异常。引起脾胃不和的原因主要是饮食不节、思虑太过、过于劳累、滥用药物或者保健品等。

临床主要表现为消化不良、食欲不振、胃胀、恶心、腹痛、腹泻、消瘦、贫血、精神不佳、舌苔厚等。

脾胃不和的典型症状

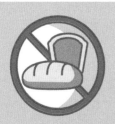

食欲不振

脾气主升，升则滋养全身，胃气主降，降则使食物及其糟粕下行。当脾胃失和，气机不畅，胃气上逆，就会出现食欲不振的情况。

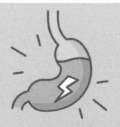

消化不良

胃主收纳，脾主运化，如果脾胃不和，吃进去的食物不能完全运化吸收，就会出现消化不良的症状。

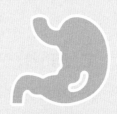

胃胀

脾胃可以将吃进去的食物进行腐熟，再消化为精细物质运送全身。脾胃失和，则食物会在胃部堆积，从而出现胃胀的感觉。

📢 健脾养胃小贴士

出现脾胃不和的情况之后，一定要每天坚持适当的运动，能够帮助身体增强胃肠功能，既能够让胃肠蠕动能力增强，而且还可以有效增加消化液的分泌，从而促进身体对营养成分和其他食物的吸收。另外，运动还可以起到改善胃肠道血液循环的作用，促进身体的新陈代谢，从而推迟消化系统老化的情况发生。常见的保健方式和运动方式有按摩腹部或者散步慢走。

胃位于腹部，按压腹部有按摩胃的作用。按压时双手叠加放于腹部，吸气时身体慢慢后仰，呼气时上身尽量挺直，向前弯腰，双手用力按压腹部。反复吸气呼气 10~15 次，按压时不可用力过快、过猛。长期坚持可以伸展全身肌肉，刺激胃肠的蠕动，促进消化功能。

慢走是一项简单的运动，频率应保持正常走路频率的一半左右。慢走的时间应该在饭后 30 分钟以后，不要饭后立马就走。每次慢走 40 分钟左右可以起到促消化的作用。

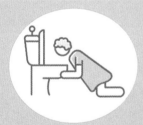

恶心

脾与胃的功能出现了异常，食物堆积在腹部，产生废气，刺激到脾胃，出现恶心的症状。

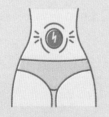

腹痛

脾胃无力腐熟运化，食物堆积腹部，会产生痛感。一般来说，腹痛与腹胀相伴随出现，因胀而痛。

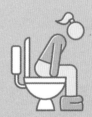

腹泻

脾无力运化水谷，未消化干净的水谷一起进入肠道，就容易导致腹泻。

饮食调理

想要调理脾胃不和，首先要调整每天饮食结构。不仅需要定时定量地食用三餐，同时还要做到不暴饮暴食。另外，在调理期间，可以以素食为主，并且多吃水果和蔬菜。这样既能够满足身体对于各类营养物质的需求，又能保持大便的通畅，帮助排出身体内的垃圾物质。不要过食难以消化或者辛辣刺激的食物。

日常调理，巧调脾胃不和

脾胃不和的调理原则是健脾和胃，要注意脾胃同调。可多吃新鲜蔬菜与水果，定时定量用餐，在用餐时注意细嚼慢咽，以减轻肠胃负担，避免暴饮暴食。

多吃山楂、柚子

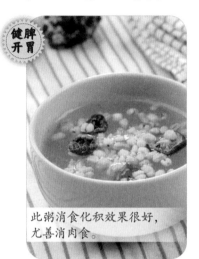

此粥消食化积效果很好，尤善消肉食。

山楂小麦粥消食化积、健脾开胃，对于脾胃不和引起的腹胀、嗳气有很好的调理作用。准备山楂、小麦、薏苡仁各9克。锅里倒入清水适量，放入所有材料，用大火烧开，转用小火煮30分钟，加入红糖调味即成。

蜂蜜柚子茶中的柚子可以行气消食、除痰镇痛，蜂蜜可以润肠通便，缓解脾胃不和引起的食欲不振。适量柚子瓣泡水，再调入蜂蜜，代茶饮。不过蜂蜜柚子茶性属寒凉，体寒脾虚的人不宜多吃，体寒者更不能空腹喝。

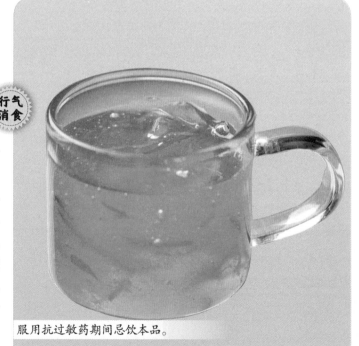

服用抗过敏药期间忌饮本品。

按摩隐白穴、太白穴、冲阳穴

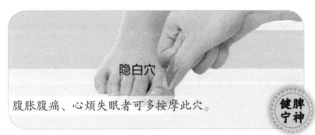

隐白穴

腹胀腹痛、心烦失眠者可多按摩此穴。

健脾宁神

隐白穴为足太阴脾经的井穴。用拇指垂直掐按隐白穴，每次 1~3 分钟，早晚各 1 次，有调经统血、健脾宁神的作用。

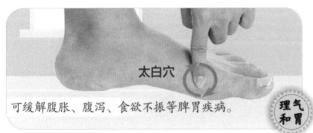

太白穴

可缓解腹胀、腹泻、食欲不振等脾胃疾病。

理气和胃

太白穴集脾经的原穴与腧穴于一身，善治脾胃病。用食指指腹按揉太白穴，每次左右各 1~3 分钟，每天早晚各 1 次，有健脾化湿、理气和胃、消食化滞的作用。

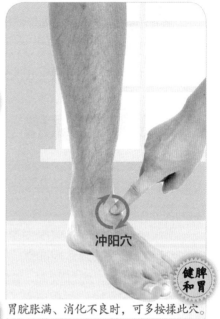

冲阳穴

胃脘胀满、消化不良时，可多按揉此穴。

健脾和胃

冲阳穴为足阳明胃经的穴位，善治消化系统疾病。用食指指腹适度按揉冲阳穴 1~3 分钟，有健脾和胃、镇惊安神的作用。

中药方 对症调理

中药方及功效	适用人群
⊘ **保和丸**具有消食导滞、化积开胃的功效	适用于饮食积滞所致脾胃不和者
⊘ **大山楂丸**具有消食导滞的功效	适用于肉食积滞所致脾胃不和者
⊘ **复方鸡内金片**具有健脾开胃、消积化滞的功效	适用于脾胃不和所致食积胀满、呕吐泄泻者
⊘ **参苓白术散**具有补脾胃、益肺气的功效	适用于脾胃气虚所致脾胃不和者

口臭、烧心，可能是脾胃湿热

烧心的感觉很多人都经历过，不过它和心脏没关系，却和脾胃关系密切。烧心是胃酸分泌过多刺激胃黏膜引起的，中医认为此症状是由脾胃湿热导致的，表现为胃部或胸部的烧灼感，有的还会伴随口臭。

什么是脾胃湿热

脾胃湿热，亦称"中焦湿热"，是指湿热蕴结脾胃，脾胃运化受阻，可见全身湿热症状的一种病理变化。

引起脾胃湿热的主要原因是长时间的饮食不节制，过量食用油腻、肥厚和辛辣刺激等食物，如红烧肉、烧烤等，影响到脾胃的消化、吸收功能，使得湿热之气阻滞脾胃；也可能是由于素体脾胃虚弱，食物消化吸收功能减退，导致食物长期在胃肠道内蕴结，日久而产生湿热。另外，长时间久居湿热之地，湿热邪气侵犯脾胃，影响到脾胃运化功能，也会引起脾胃湿热症状。

临床表现为脘腹痞闷、体倦身重、大便溏泄、身热口苦、渴不多饮、尿少而黄，甚至面目皮肤发黄如橘子色。

脾胃湿热的典型症状

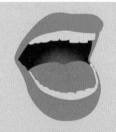

口臭

湿热蕴结在脾胃之中，食物得不到很好的运化，浊气内生，伴随着胃气上逆出现口臭的情况。

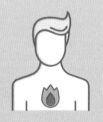

烧心

湿热蕴结脾胃会产生灼烧感，同时因胃气上逆，会伴随有反酸的情况出现。

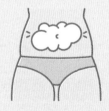

脘腹痞闷

湿热蕴结在脾胃中，会导致脾胃的功能出现异常，脾不能正常运化水谷，进而导致食物堆积在腹中，产生脘腹痞闷的情况。

健脾养胃小贴士

脾胃湿热与不良生活方式有关。想要调理脾胃湿热，首先要改变不良生活方式。

做到饮食有节，勿吸烟，勿饮酒等，尽量不吃膏粱厚味。

生活起居要有规律性，保证7~8小时的睡眠时间，不可过度熬夜。

经常进行适当的有氧运动，如慢跑、散步、八段锦等，运动时以慢性运动为主，运动强度不可过大，运动时间在25分钟左右较为适宜。

可以服用清热祛湿的中药进行调理，如黄连、黄芩、茵陈、茯苓、泽泻、薏苡仁等。还可选用平胃散、三仁汤等方药进行调理。

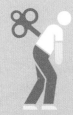

肢体困重

脾主肌肉四肢，四肢的营养是靠脾的运化功能获得的。脾胃湿热，脾运化的能力受到影响，四肢缺乏营养，就会出现肢体困重的症状。

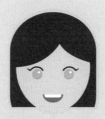

身目发黄

湿热蕴结脾胃，熏蒸肝胆，肝主疏泄的功能出现异常，导致胆汁不循常道而溢出于肌肤，就会出现身目发黄的症状。

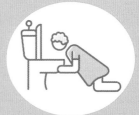

纳呆恶心

湿热蕴结脾胃，脾胃的腐熟与运化能力都出现问题，气机不畅，胃气上逆，会出现纳呆、恶心的症状。

日常调理，巧除脾胃湿热

改善脾胃湿热应该清热利湿，但是在调理时要注意，利湿不能生热，清热不妨碍利湿。尤其注意调整饮食结构，改变不良的生活方式。还要注意情绪上的调养，避免过度思虑。

多吃糙米、芡实

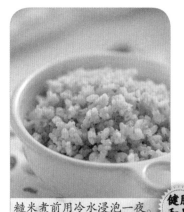

糙米煮前用冷水浸泡一夜。

健脾和胃

糙米饭可以健脾和胃，缓解脾胃湿热引起的脘腹痞闷。糙米具有补中益气、滋阴润肺、除烦渴的作用，对于有脾胃湿热的人来说，来一碗糙米饭再好不过了。可取糙米与粳米适量，焖熟即可。

补脾止泄

芡实茯苓糕可补脾止泻、除湿止带，对于脾胃湿热引起的腹泻、便溏有很好的调理作用。准备茯苓 30 克，芡实 130 克，糯米粉 70 克，红糖 60 克。将茯苓和芡实打磨成粉，再与糯米粉一起放入盆中，加糖水进行揉搓，直到握可成形、捏可粉碎不粘，再上锅蒸 40 分钟即可。

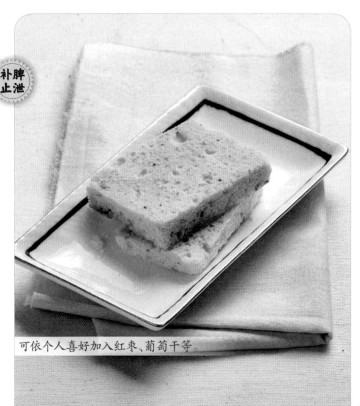

可依个人喜好加入红枣、葡萄干等。

按摩下巨虚穴、条口穴、公孙穴

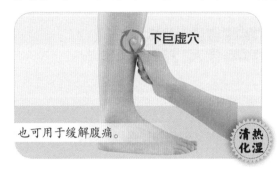

下巨虚穴

也可用于缓解腹痛。

清热化湿

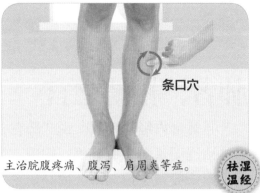

条口穴

主治脘腹疼痛、腹泻、肩周炎等症。

祛湿温经

下巨虚穴是足阳明胃经上的要穴。用拇指对下巨虚穴进行环状按揉，每次2~3分钟，有调理脾胃、通调二便、舒筋活络、清热化湿的作用，腹泻、肠鸣、便秘者多加按揉可以缓解症状。

条口穴意为胃经气血在此形成风气。用食指对条口穴进行点揉，每次2~3分钟，每天早晚各1次，有理气舒筋、祛湿温经的功效。脘腹疼痛、下肢痿痹者按揉此穴可以缓解症状。

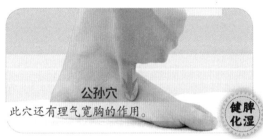

公孙穴

此穴还有理气宽胸的作用。

健脾化湿

公孙穴是脾经的络穴。用拇指指腹着力于公孙穴之上，垂直用力按压，左右两侧交替进行10~15分钟，有健脾化湿的功效，可缓解呕吐、胃痛等肠胃疾病。

中药方 对症调理

中药方及功效	适用人群
☑ **平胃散**具有燥湿运脾、行气和胃的功效	适用于湿滞脾胃所致脘腹胀满、不思饮食、恶心呕吐、嗳气吞酸者
☑ **藿香正气散**具有解表和中、理气化湿的功效	适用于外感风寒、内伤湿滞者
☑ **茵陈蒿汤**具有清热利湿、退黄的功效	适用于面目俱黄、发热、口渴欲饮、恶心呕吐者
☑ **三仁汤**具有宣畅气机、清利湿热的功效	适用于中焦脾胃湿热、湿温初起及湿重于热者

第六章 肺为相傅之官，气魄足远离疾病

肺者，相傅之官

《黄帝内经·素问》说"肺者，相傅之官，治节出焉"。相傅指辅助君主治理国家大事的宰相、相国。君王是古代国家最高的统治者，而宰相和相国一般是学识渊博、德高望重之人，虽然政令由君主做出，但是管理国家日常事务的却是宰相，体现了肺的重要性。

➕ 肺主气，司呼吸

肺主一身之气，首先是指肺有主持、调节全身各脏腑经络之气的作用；其次，肺主一身之气还体现在对全身气机的调节作用。实际上，肺的一呼一吸运动，就是全身之气的升降出入运动。

肺主气的功能正常，气道通畅，呼吸就会正常自如。

肺主宣发肃降

肺主宣发，即肺脏具有向上、向外升宣布散的生理功能。这种功能主要体现在以下 3 个方面：第一，通过肺的气化，使体内浊气不断排出体外；第二，使气血、津液输布至全身，以发挥滋养濡润所有脏腑器官的作用；第三，宣发卫气，调节腠理之开合，通过汗孔将代谢后的津液化为汗液排出体外。若肺失宣散，会出现咳嗽、咳痰、喘促胸闷、呼吸困难以及鼻塞、打喷嚏和无汗等症状。

所谓肃降，即清肃下降之意，清肃又含有肃清的意思，即肃清、排出肺内毒邪与异物的作用。肺为娇脏，属清虚之器官，异物不容，毫毛必咳，肺内不容任何水湿痰浊和异物停留。由此可见，肺的清肃功能，乃是机体自卫功能的表现，而下降是指肺气向下通降的生理作用。

肺气的宣发和肃降功能是肺的生理功能相辅相成的两个方面。在正常生理情况下，二者相互依存、相互配合、相互制约，使呼吸保持平稳状态。在病理情况下，它们经常相互影响，没有正常的宣发，就没有正常的肃降；没有正常的肃降，也就不可能有正常的宣发。如果二者失调，出现"肺气失宣""肺失肃降"等病变，则见胸闷、咳嗽、喘息等症状。

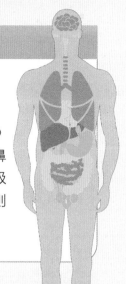

肺开窍于鼻

鼻是气体出入的通道，与肺直接相连，所以称"肺开窍于鼻"或"鼻为肺之窍"。鼻的通气和嗅觉作用，必须依赖肺气的作用，肺气和畅，呼吸调匀，嗅觉才能正常，所以《黄帝内经·灵枢》曰："肺气通于鼻，肺和，则鼻能知臭香矣。"鼻为肺窍，因此鼻又成为邪气侵袭肺脏的通道。在病理上，肺部的疾病，多由口鼻吸入外邪所引起。肺气正常，则鼻窍通利，嗅觉灵敏；若肺有病，则可出现鼻塞、流涕、嗅觉异常，甚则鼻翼扇动、呼吸困难等症。

肺在体合皮，其华在毛

皮毛，包括皮肤、汗腺、毫毛等组织，是一身之表。它们依赖于卫气和津液的温养和润泽，具有防御外邪、调节津液代谢、调节体温和辅助呼吸的作用。肺与皮毛相合，是指肺与皮毛的相互为用关系。

肺输精于皮毛

肺气宣发，可以把卫气、水谷精微和津液输送到体表，温养肌肤、润泽皮毛，因此《黄帝内经·素问》说"肺之合皮也，其荣毛也"，肺的生理功能正常，则皮肤致密，毫毛光泽，抗御外邪侵袭的能力亦较强；反之，肺气虚损，宣发卫气和输精于皮毛的功能减弱，则卫表不固，抗御外邪侵袭之能力低下，即可出现多汗或自汗，或皮毛憔悴枯槁等病理表现。正是由于肺与皮毛相合，所以在外邪侵犯皮毛，腠理闭塞，卫气郁滞时，可影响到肺，而致肺气不宣；反之，外邪袭肺，肺气不宣时，也同样能引起腠理闭塞、卫气郁滞等病变。

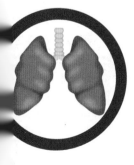

皮毛助肺呼吸

中医把汗孔称作"鬼门"或"玄府"。汗孔不仅能排泄由津液所化之汗液，实际上也随着肺气的宣发和肃降进行着体内外的气体交换。《中西汇通医经精义》指出，皮毛有宣肺气的作用。

气短、语声低微，可能是肺气虚

说话感觉没有力气，声音也很低，小得几乎让人听不到。如果还经常感觉身体乏力、没有精神，要注意肺气虚的问题。

什么是肺气虚

肺气虚是肺气虚弱及肺脏功能减退表现出来的证候。本病可能是先天禀赋不足，体质较弱，导致肺气不足，这一类人群在调理的时候往往比较难，调理的时间也相对比较长。也可能是慢性肺部疾病引起的；或者是长期从事超过自己能力的工作，工作过于疲劳，抵抗力下降，从而引起肺气虚。另外，如果脾脏出现了问题，就会影响清气上达肺部，时间长了也会引起肺气虚。

临床症状表现为咳嗽无力、神疲少气、痰液清稀、面色淡白、声音低怯、形寒肢冷、容易感冒、舌质淡苔白、脉虚或浮而无力。

肺气虚的典型症状

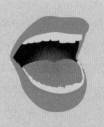

气短

中医认为，肺主气，司呼吸。肺通过宗气来调节全身气机，当肺出现气虚的情况，就会导致呼吸不畅，出现气短的症状。

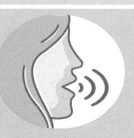

声音低微

声音的高低与强弱与通过声带的气流有密切关系，当肺出现气虚的情况，没有足够的气去穿过声带，就会导致声音低微。

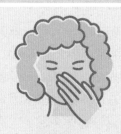

咳嗽无力

中医认为，肺主宣发、肃降，通过宗气调节身体气机，当肺出现气虚的情况时，身体气机就会失畅，导致咳嗽。

益肺小贴士

多爬山，去大自然中清清肺。森林里植被丰富，氧气含量较高，空气中的污染物较少，是养肺的好去处。在爬山过程中，身体消耗大量能量，会使耗氧量加大，呼吸加快，心脏跳动加快，有利于增强人体的呼吸和血液循环功能，并增加肺活量，还可以增强登山者的心肺功能。

在登山途中，可以用吐纳的方式进行深呼吸，即用鼻子慢慢吸气，使腹部渐渐鼓起，进而胸廓也逐渐扩大。当肺部吸满了空气便用嘴吐气，呼气之后稍稍停留 2~3 秒，重新吸气，如此循环往复。深呼吸能够让机体充分进行气体交换，在树林茂密、空气清新的山上非常有益于排出肺内残气及其他代谢产物，同时吸入更多的新鲜空气提供给各脏器。这不仅可以提高和改善脏器功能，还能够更好地养护肺脏。

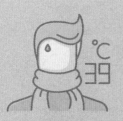

容易感冒

肺主气，主皮毛，肺气虚时，卫表不固，腠理不密，易被风邪侵袭，故容易感冒。

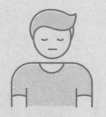

神疲

气能够充足人体精神，让人保持正常活动且精神充足。当气虚时，就会产生神疲的症状。

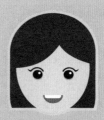

面色淡白

肺主宣发，可以把气血、水谷精微和津液输送到体表，温养肌肤、润泽皮毛。当肺气虚时，无力运送气血，就会导致面色淡白。

寅时，宜熟睡

3：00—5：00 为寅时，此时手太阴肺经当令，是气血由阴转阳的关键时段，宜熟睡养肺。如果寅时仍不睡，耗损阴液，会出现喉咙干痒、咳嗽、干咳无痰、咽干口燥等症状。如果经常在寅时醒来，称为"寅时病"，说明肺气虚或气血不足。

日常调理，巧补肺气虚

调理肺气虚首先要注意补养肺气，可选择经常食用白色、辛味的食物补益肺气，其次要注意补脾生津，避免脾虚引起肺气虚。

巧用白果、银耳

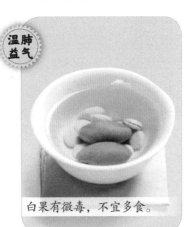

温肺益气

白果有微毒，不宜多食。

白果橄榄冰糖水用来补益肺气效果非常好。白果就是银杏的种子，有温肺益气的功效。准备白果5枚，鲜橄榄2枚，冰糖适量。白果去外壳，浸泡后去内皮、去芯，橄榄去核，同放砂锅内，加清水750毫升，小火煎至250毫升，去渣取汁。

银耳莲子羹可润肺清痰、补肺气、助肺阴，对于肺气虚引起的久咳、咽干咽痒有很好的食疗效果。将干银耳与莲子用清水泡发2小时，银耳去除老蒂及杂质后撕成小朵，然后与泡过的莲子一起过水冲洗干净，滤干备用。将银耳、莲子、冰糖倒入锅中，加入适量水，盖上盖，大火烧开后，改小火，炖30分钟左右。最后开盖放气，热食或者放入冰箱冷藏后再食用均可。

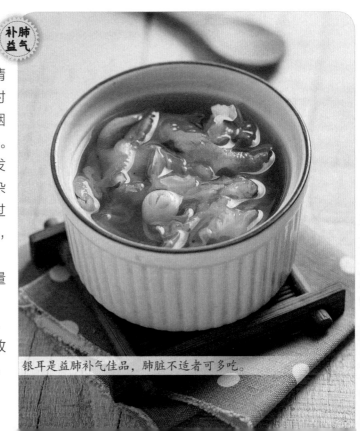

补肺益气

银耳是益肺补气佳品，肺脏不适者可多吃。

按摩太渊穴、列缺穴、气海穴

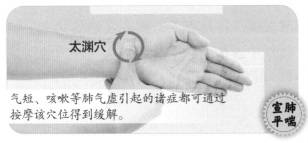

气短、咳嗽等肺气虚引起的诸症都可通过按摩该穴位得到缓解。

宣肺平喘

太渊穴为脉之大会。用拇指指腹按揉太渊穴，每次 1~3 分钟，有宣肺平喘、止咳的作用。

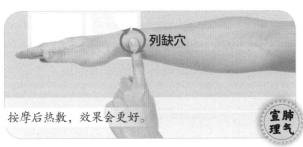

按摩后热敷，效果会更好。

宣肺理气

列缺穴是手太阴肺经的络穴。用食指指腹按揉列缺穴，每次按揉 1~3 分钟，有宣肺理气、通经活络的功效，可缓解肺气虚引起的咳嗽、咽喉肿痛等症状。

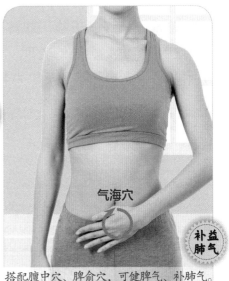

搭配膻中穴、脾俞穴，可健脾气、补肺气。

补益肺气

气海穴是补气常用穴。用掌心或掌根对气海穴进行环状地按揉，可以分小圈、中圈、大圈依次进行，每次按摩 5 分钟左右，可补益肺气，缓解咳嗽、气喘、乏力等症状。

中药方 对症调理

中药方及功效	适用人群
☑ **钟乳补肺汤**具有补肺、止咳、平喘的功效	适用于肺气不足、咳嗽吐气、咽喉闭塞、短气喘乏者
☑ **白石英散**具有补肺的功效	适用于肺气不足、烦满喘嗽、气逆上冲者
☑ **玉屏风散**具有益气、固表、止汗的功效	适用于自汗恶风、体虚易感者

干咳无痰、五心烦热，注意养阴清肺

总是嗓子痒、干咳，却咳不出来痰，伴随有手心脚心发热的情况，这有可能是肺里有虚热的表现，也就是中医所谓的"肺阴虚"。肺为娇脏，不耐寒暑，老人和孩子抵抗力较弱，很容易出现肺阴虚的症状。

什么是肺阴虚

肺阴虚是肺阴不足，虚热内生所表现出来的证候。本病可能是先天因素，通常在胚胎发育时期，如果父母先天之精不足，则会造成先天体质虚弱，导致肺阴虚；也可能是不良习惯或饮食因素，如果长期饮酒、吸烟或者饮食方面摄入过多辛辣、刺激、油腻的食物，很容易引起上火，久而久之，则会伤及人体津液导致阴液不足，表现为肺阴虚；或者是疾病因素，如果本身存在慢性咳嗽或者身体一直上火，则会伤及肺中的阴液，从而出现肺阴亏虚。另外，如果经常生闷气或者发脾气，由于情绪过于波动，会导致肝脏疏泄功能失调，因肝郁化火，肝火上逆会伤及肺部，从而造成肺中的阴液不足，表现为肺阴虚。

临床表现为干咳、咳痰、痰中带血、咽干、胸痛、盗汗、发热等，具体症状表现有一定的差异性。

肺阴虚的典型症状

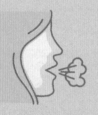

干咳

肺主宣发、肃降，当肺阴虚时，阴液不能濡润气道，加之肺气上逆，由此产生干咳。

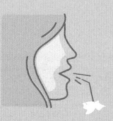

咳痰

肺阴虚时，体内阴液少，阳气过盛，灼烧阴液，炼液成痰。但肺阴虚的痰并不多，且比较黏，不易咳出。

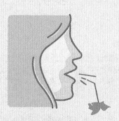

痰中带血

阴虚内热，灼伤肺络，可以见到痰中带血。

益肺小贴士

肺阴虚要做好精神调理，在生活、工作中调整好精神状态，不要和别人发生争执；远离城市，到空气好的农村旅游也是一种很好的调理方法。

每天早睡早起，营造良好的休息环境，睡觉之前不要玩游戏、做运动、喝茶，中午可以午睡30分钟。

肺阴虚者一般身形瘦小，有手心脚心发热、嘴巴干燥的症状。喜欢凉爽环境，到了夏季就觉得非常不舒服，应该做好防暑降温工作。还要及时戒烟戒酒，避免热毒对肺部造成伤害。

建议适度运动，可以做一做扩胸运动，能宽胸理气。经常拍打肩背部，不仅能疏通肩、颈、背部经络，缓解疼痛，预防颈椎病和弯腰驼背，还能调理气机，促进呼吸，增强肺脏功能。拍打时将右手掌用力拍打左肩，吸气，同时左手背在身后用力拍打右后背；然后换方向拍打，呼气。拍打时要注意用力适度均匀， 建议早晚各1次，每次2~3分钟。

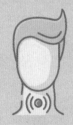

咽干

中医认为，肺与鼻、口是相连的，当肺阴虚时，体内阴液不足，阳气过盛，不能濡养口鼻，就会产生咽干的症状。

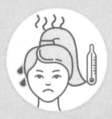

五心烦热

久咳耗伤人体肺阴或者热病后期人体津液损伤导致肺阴不足，虚热内生，则出现五心烦热的现象。

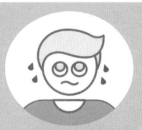

潮热、盗汗

肺阴虚时，体内虚久生热，热邪迫汗外出，会产生出汗的症状。到了晚上，阳气虚，阴气盛，虚热更甚，逼迫体内阴液外泄，产生盗汗。

饮食宜忌

肺阴虚患者应该多吃一些清淡食物，如鱼肉、甘蔗、蜂蜜、糯米、芝麻等。肥腻辛辣食物要避免，如辣椒、韭菜、大蒜、生姜、葱等，慎食生冷食物以及咖啡、浓茶。

日常调理，巧补肺阴虚

阴虚者一般是阴虚和内热的症状并见，所以在调理肺阴虚时应该以滋阴、清热为主。饮食上可以选择清淡的食物，睡前也可按摩一下肺经上的腧穴，有助于改善肺阴虚的状况。

多吃梨、百合

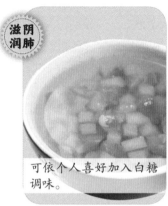

滋阴润肺

可依个人喜好加入白糖调味。

番茄梨汤滋阴润肺效果不错。梨性凉，具有清热镇静、滋阴润肺、止咳化痰的功效，适当吃梨有益于肺部和气管健康。准备梨 2 个，番茄 1 个。梨、番茄分别去皮，切成小碎丁。将这两种原料放入锅中，加适量水烧开，转中火煮 15 分钟，放凉即可食用。

百合枇杷粥中的百合滋阴补肺、清肺热，枇杷润肺止咳、祛痰止呕，对于肺阴虚引起的咳嗽、大便溏泄有很好的调理作用。准备莲藕、百合、枇杷各 30 克，小米 20 克。将莲藕、百合、枇杷洗净，莲藕去皮、切片备用；枇杷去皮、去核备用。锅中加入适量清水，放入莲藕、小米一同熬煮。待米将熟时放入百合、枇杷一起煮沸，然后转小火煮成粥即可。

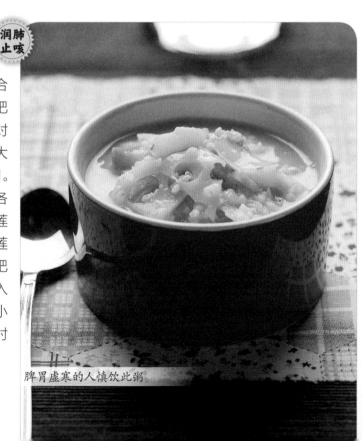

润肺止咳

脾胃虚寒的人慎饮此粥。

按摩尺泽穴、合谷穴、中府穴

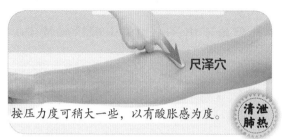

尺泽穴

按压力度可稍大一些，以有酸胀感为度。

清泄肺热

尺泽穴中的"泽"意思是水聚之处。用食指指腹按压 2~3 分钟，或轻轻揉动 3 分钟左右，可以缓解肺热。

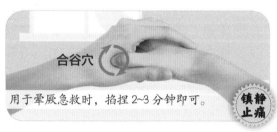

合谷穴

用于晕厥急救时，掐捏 2~3 分钟即可。

镇静止痛

合谷穴属于手阳明大肠经，肺与大肠相表里。按揉合谷穴 5 分钟左右，每天按摩 2~3 次，有镇静止痛、解表泄热的功效，可缓解胸闷、气短、头痛、牙痛等症。

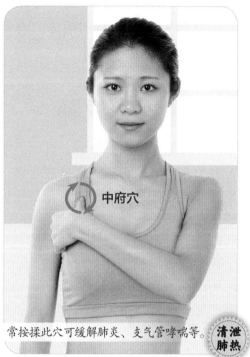

中府穴

常按揉此穴可缓解肺炎、支气管哮喘等。

清泄肺热

中府穴是脏气结聚之所。用拇指施力按揉中府穴 1~2 分钟，可滋阴润肺、止咳平喘、清泄肺热。

中药方 对症调理

中药方及功效	适用人群
☑ **沙参麦冬汤**具有清养肺胃、生津润燥的功效	适用于肺胃阴伤所致咽干口渴、干咳少痰者
☑ **百合固金汤**具有滋养肺肾、止咳化痰的功效	适用于肺肾阴虚、虚火上炎者
☑ **麦门冬汤**具有清养肺胃、降逆下气的功效	适用于虚热肺痿者
☑ **养阴清肺丸**具有养阴润肺、清热利咽的功效	适用于肺阴虚者

咳嗽、怕冷还发热，有可能是风寒束肺

有的人咳嗽还特别怕冷，会发热，但是不出汗。如果出现这种情况，要考虑是不是风寒束肺。

什么是风寒束肺

风寒束肺是感受风寒，肺气不宣表现出来的证候。环境因素是导致风寒束肺发病的原因之一，人们在平时的生活中如果经常受凉，体质就会受到影响，容易怕冷；风寒束肺的另一个致病因素就是受到病毒的感染，人之所以会感冒多是病毒引发的，如流感病毒，这些病毒进入人体之后就会引发风寒束肺发作。

临床表现有怕冷、发热，怕冷比较重，发热比较轻，还可有鼻塞、打喷嚏、流清鼻涕、咽干咽痒，咽痒就想咳嗽，咳嗽时咳白稀痰，或痰中有少许的泡沫，口干且喜欢热饮，还有舌淡红、苔薄白等。

风寒束肺的典型症状

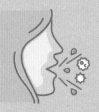

咳嗽

肺主气，司呼吸。当风寒入肺以后，会束缚住肺气，影响到肺气的宣发，这就导致浊气无法被排出体外，伴随着肺气上逆，导致咳嗽。

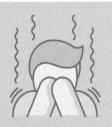

怕冷

中医将人体抵御疾病的能力叫作"卫气"或"卫阳"。风寒束肺会先入侵人体表面，导致卫阳被遏，没有办法温暖身体，所以会出现怕冷的症状。

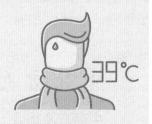

发热

卫阳在人体受到风寒侵袭的时候，会自动对人体采取保护措施——浮于人体表面，来抵御风寒的入侵，就会出现发热的症状。

益肺小贴士

风寒束肺的产生与人的免疫力也有关系，平时一定要运动，以提高身体的免疫能力。改善病情也需适当活动，但不要进行高强度的运动，可以出去晒晒太阳，或者是散散步。

风寒束肺和不注意保暖也有关，应该根据天气的变化增减衣物，适宜的衣物可以达到保暖的效果。

对于风寒束肺的治疗，建议在医生的指导下口服药物，比如通宣理肺丸，可以有效地缓解风寒束肺引起的症状。

患者在饮食方面应该注意清淡，尽量不要吃太咸太辣和太过油腻的食物。平时要养成多喝水的习惯，多喝水可以湿润肺部，起到养护肺部的作用。

要保持愉悦的心情，从中医角度来说，如果过度悲伤，会伤及肺部的健康，所以遇到悲观的事情一定要积极地进行调节，尽快将自己的负面情绪化解，让自己的心情每天都保持愉悦，这样才有利于养肺护肺。

鼻塞

肺开窍于鼻，肺有宣发肃降的功能。正常情况下，肺气会推动肺液润泽鼻腔，当风寒束肺，肺失宣降，就会导致鼻失濡养，出现鼻塞的症状。

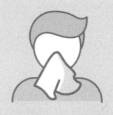

打喷嚏、流清鼻涕

当产生风寒束肺以后，肺气的宣发、肃降功能就会出现问题，津液不能正常输布则清涕不断，气机不能肃降则喷嚏时作。

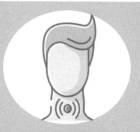

咽干、咽痒

中医认为，肺气可以起到濡养身体器官的作用，当风寒束肺以后，肺气的这个功能就出现了问题，导致咽部得不到滋养，从而出现咽干、咽痒。

饮食宜忌

肺寒患者可以多食用具有温热特性的食物，比如羊肉、胡椒、小茴香、肉桂、葱、姜、蒜等，通过食补缓解患者的肺寒。

应避免食用具有寒凉特性的食物，包括苦菜、苦瓜、冬瓜、莲藕等，以免加重咳嗽等症状。

日常调理，巧解风寒束肺

风寒束肺以解表散寒、宣通肺气为调理原则。在注意保暖的同时，饮食上多选择温热食物，也可以通过按摩相应穴位调理身体，排出寒气。

巧用生姜、葱白

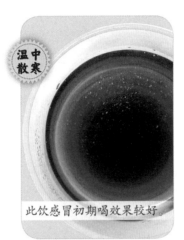

温中散寒

此饮感冒初期喝效果较好

姜汤能起到预防及缓解感冒的作用，因为生姜有温中散寒、止痛的功效。准备生姜 10 克，红糖 30 克。将生姜切丝或片，与红糖一起放入杯中，开水冲泡，代茶饮。

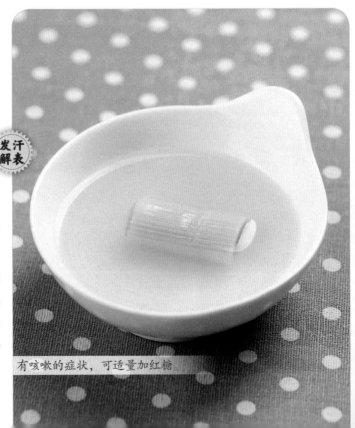

发汗解表

葱白汤对缓解风寒束肺能起到很好的作用。因为葱白有发汗解表的功效，可以帮助身体排出寒气，促进体内的汗液分泌，而且葱白还有消炎杀菌的作用。取一段葱白，加水煮约 15 分钟即可。

有咳嗽的症状，可适量加红糖

按摩太阳穴、合谷穴、迎香穴

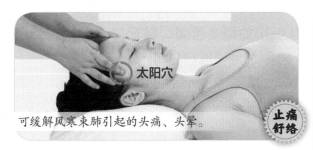

可缓解风寒束肺引起的头痛、头晕。

止痛舒络

太阳穴是经外奇穴。用中指贴于太阳穴，稍稍用力，先顺时针按揉 10~20 次，再逆时针方向按揉相同的次数，有清热消肿、止痛舒络的功效。

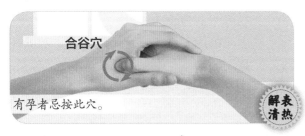

有孕者忌按此穴。

解表清热

合谷穴在拇指和食指相合处。每次按摩 2~3 次，每次 5 分钟左右即可，有镇静止痛、解表清热的功效。

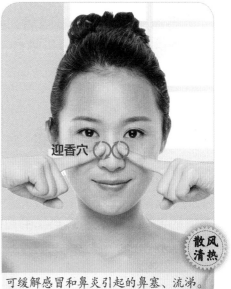

可缓解感冒和鼻炎引起的鼻塞、流涕。

散风清热

迎香穴对恢复嗅觉有帮助。将食指指尖放在迎香穴做旋转揉搓，吸气时，向外向上揉搓，呼气时向里向下揉搓，可连续做 8 次，最多可达 64 次，有通利鼻窍的功效。

中药方 对症调理

中药方及功效	适用人群
☑ **止嗽散**具有宣肺疏风、化痰止咳的功效	适用于风寒束肺所致咳嗽者
☑ **金沸草散**具有发散风寒、降气化痰的功效	适用于风寒束肺所致咳嗽痰多者
☑ **桂枝汤**具有辛温解表、解肌发表、调和营卫的功效	适用于风寒束肺所致发热、汗出、恶风、脉缓者
☑ **荆防败毒散**具有疏风解表、败毒消肿、祛痰止咳的功效	适用于风寒束肺所致感冒初起、恶寒发热、头疼身痛、苔白、脉浮者

喉咙痛、咳黄痰，多半是风热犯肺

当你感到发热、喉咙痛，并且咳出的痰多色黄、黏稠时，说明是外感风热之邪了，多见于风热感冒，中医称之为"风热犯肺"。

什么是风热犯肺

风热犯肺是外感风热或风寒郁久化热，致肺气宣降失常、肺卫受病所表现的证候。中医的风热指的是六淫中的风邪和热邪，与气候的异常变化有关。风热犯肺与过度劳累也有关系，长时间过度劳累通常会让身体出现亚健康的状态，导致失眠、记忆力差、咳嗽、焦虑、咽喉肿痛等症状；休息不好再加上风吹或者是受凉也会导致风热犯肺的症状；风热犯肺还与生活作息不规律有关系。

临床表现主要有咳嗽痰黄、喉咙肿痛、发热口渴、胸闷气促、头痛、流鼻涕、咽干、口苦等。

风热犯肺的典型症状

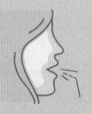

咳嗽、痰黄

肺主宣发肃降，当外感风热或风寒郁久化热，会导致肺气上逆，就会出现咳嗽的症状。肺里有火，灼烧阴液，形成黄痰。

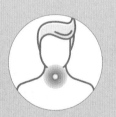

咽干、咽痛

热邪侵肺以后，会循着肺经的路线上扰咽喉，咽喉在热邪的熏蒸下，津液被耗，则会出现咽干、咽痛的症状。

发热、口渴

风热侵袭肌表，卫气为抵御风热浮于表面，导致发热。风热入侵肺部，会灼烧肺内的阴液，体内过热，就会产生口渴的感觉。

益肺小贴士

风热犯肺的患者会出现一到晚上就发热的情况，这是因为人体体温存在正常的生理波动曲线，不是处于恒定温度。邪气通过人体皮肤、口鼻等部位进入，可能就会造成患者出现一到晚上就发热的情况。可以采取物理降温的方法，如用温水浸透毛巾擦拭身体可以散热。

风热犯肺情况严重时，可以服用一些退热药或是在医生的指导下口服疏风清热、宣肺化痰类药物进行治疗，比如桑菊感冒片、银翘解毒片、养阴清肺糖浆等。用鱼腥草、桔梗、杏仁、菊花、金银花、甘草泡茶饮，也能起到清热润肺、止咳化痰的功效。

患者在治疗期间严禁吸烟、饮酒，注意室内冷暖适宜，避免室内空气过于干燥，经常通风换气，保持室内空气流通，避免在湿热的环境久居。多喝水，吃一些新鲜的瓜果蔬菜，提高自身机体免疫力。

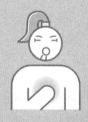

胸闷、气促

风热犯肺会导致热邪壅积于肺，阻碍肺气的宣发，导致气促的症状出现。而热久了会生痰，痰会淤阻肺络，导致胸闷的症状出现。

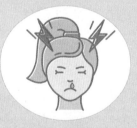

头痛、流鼻涕

风热侵袭肺部，肺中有热，会上扰清窍，阻扰头部的经络，导致头痛症状的出现。风热犯肺，导致鼻失濡养，出现流鼻涕的症状。

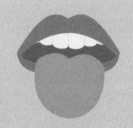

舌头发红

舌尖反映心肺病变，肺为风热侵袭，所以舌尖发红，并伴有舌苔薄黄的热象表现。

饮食宜忌

风热犯肺者宜吃辛凉清淡食物，以疏散风邪、清热解毒、止咳，如菊花、白菜、白萝卜、甜梨、甜橙等。

忌食酸涩食物，如酸菜、酸梨、酸橘、山楂及柿子、石榴、橄榄等蔬菜果品之类；忌食辛热食物，如大葱、姜、辣椒、大蒜、韭菜、茴香、芥菜等；忌食肥甘厚味。

日常调理，巧除风热

风热犯肺多会伴随咳嗽，所以在调理时不仅要注意疏风散热，还要注意宣肺止咳。饮食上不宜多吃肥甘厚腻之品，应该以清淡为主。

巧用番茄、金银花

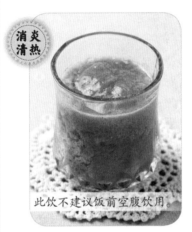

此饮不建议饭前空腹饮用。

番茄汁生津止渴、消炎清热，对于风热犯肺引起的发热、口干舌燥有很好的调理作用。准备两个番茄直接榨汁饮用即可。但番茄性偏凉，胃寒易腹泻者最好少吃。

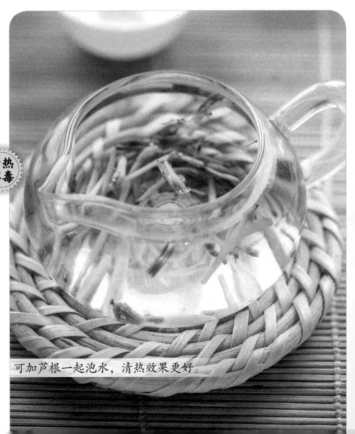

金银花茶具有清热解毒的功效，可以缓解外感风热或温病发热、中暑、热毒血痢、痈肿疔疮、喉痹等多种感染性疾病。在风热感冒初期，可以用金银花泡水来缓解症状。

可加芦根一起泡水，清热效果更好。

按摩少商穴、曲池穴、合谷穴

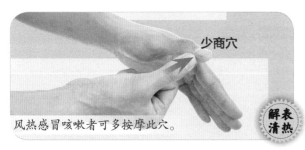

少商穴

风热感冒咳嗽者可多按摩此穴。

解表清热

少商穴是肺经末端的穴位。用一只手拇指指甲尖垂直掐按另一只手的少商穴，按压频率为 1 分钟内掐按 16~20 次，有清热利咽的功效。

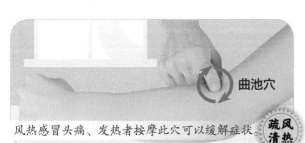

曲池穴

风热感冒头痛、发热者按摩此穴可以缓解症状。

疏风清热

曲池穴意为脉气流注其穴，如水注入池中。用食指或中指指腹按揉曲池穴 3~5 分钟，以局部酸胀为度，有疏风清热、通络止痛的作用。

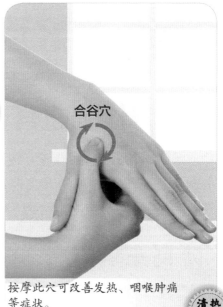

合谷穴

按摩此穴可改善发热、咽喉肿痛等症状。

清热解毒

合谷穴是手阳明大肠经上的要穴。按摩时间建议在 5 分钟左右，每天按摩 2~3 次即可，有镇静止痛、清热解毒、解表泄热的功效。

中药方 对症调理

中药方及功效	适用人群
✅ **银翘散**具有辛凉解表、疏风清热的功效	适用于身热较重、汗泄不畅、鼻塞、流黄稠涕、痰黏或黄者
✅ **桑菊饮**具有疏风清热、宣肺止咳的功效	适用于咳嗽频剧、气粗或咳声嘶哑、喉燥咽痛、咳痰不爽者
✅ **麻杏石甘汤**具有解表清里、化痰平喘的功效	适用于喘逆上气、胸胀或痛、咳而不爽、吐痰黏稠者
✅ **桑杏汤**具有清宣温燥、润肺止咳的功效	适用于喉痒咳嗽、痰中带血、口干鼻燥或有身热者

第七章 肾为先天之本，肾好百病除

肾者，作强之官

《黄帝内经·素问》说"腰者，肾之府"。肾的主要生理机能是主藏精，主水，主纳气。肾藏先天之精，故称肾为"先天之本"。肾精化肾气，肾气含阴阳，肾阴与肾阳能协调一身脏腑之阴阳，故又称肾为"五脏阴阳之本"。

➕ 肾主藏精

肾主藏精，是肾的基本机能，指肾贮存、封藏精以主司人体的生长发育、生殖和脏腑气化的生理机能。而肾主生长发育和生殖、主水及主纳气等，都是肾藏精机能的延伸。精藏于肾而不无故流失，是其发挥正常生理效应的重要条件。肾精所化的肾气，主要属先天之气，即元气。

肾主水

肾主水，指肾具有主持和调节全身津液代谢的机能。《黄帝内经·素问》说：肾者，水脏，主津液。津液的输布和排泄是一个十分复杂的生理过程，肾主水主要体现在以下两方面。

对参与津液代谢的脏腑有促进作用

机体津液的输布与排泄，是在肺、脾、肾、胃、大肠、小肠、三焦、膀胱等脏腑的共同参与下完成的，各脏腑机能的正常发挥有赖于肾气、肾阴、肾阳的协助与调控。

生尿和排尿作用

尿液的生成和排泄是津液代谢的一个重要环节。尿液的排泄，主要是膀胱的生理机能，但依赖于肾阴抑制与肾阳推动作用的平衡、肾气蒸化与固摄作用的协调。

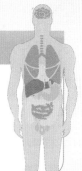

肾主纳气

　　肾的纳气机能，实际上是肾气的封藏作用在呼吸运动中的具体体现。肾气充沛，摄纳有力，则呼吸均匀和调；若肾气衰弱，摄纳无力，肺吸入之清气不能下纳于肾，则会出现呼吸表浅、呼多吸少、动则气喘等病理表现，称为"肾不纳气"。

肾在体合骨，生髓，其华在发

　　骨，指骨骼，是躯体的支架。骨骼的发育标志着人形体的发育，由肾精充养，由肾气推动与调控。肾藏精，精生髓，髓居骨中以养骨，骨骼赖之以生长发育。因此，肾主骨实际上是肾精及肾气促进机体生长发育的具体体现。"齿为骨之余"，齿，指牙齿，为骨之延续，亦由肾精充养。

　　髓分骨髓、脊髓和脑髓，皆由肾精化生。脊髓上通于脑，脑由髓聚而成，故《黄帝内经·灵枢》说"脑为髓之海"。

　　发，指头发。发的生长，赖血以养，故称"发为血之余"。由于肾藏精，精生血，精血旺盛，则毛发粗壮、浓密而润泽，故说发的生机根于肾。

肾在窍为耳及二阴

　　耳听觉灵敏与否，与肾精、肾气的盛衰密切相关。肾精及肾气充盈，髓海得养，听觉灵敏；反之，则听力减退，或见耳鸣，甚则耳聋。人到老年听力减退，多是肾精及肾气衰少引起的。

　　二阴，指前阴（外生殖器及尿道口）和后阴（肛门）。前阴主排尿和生殖，后阴主排泄粪便。前阴的排尿与生殖机能，为肾所主，而粪便的排泄本属大肠，但亦与肾气及肾阴、肾阳有关。

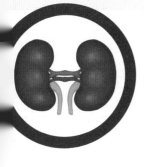

腰为肾之府

　　腰为肾之府，意思是说，肾的位置在于腰部，腰是肾精气所覆盖的区域。肾精充足，则腰背挺直有力，肾精不足，就会出现腰背佝偻。肾阳虚，腰部脉络失于温煦，可致腰部冷痛；肾阴不足，腰部脉络失于濡养，可致腰膝酸软无力。

腰膝酸冷，可能是肾阳虚了

因为肾脏在腰部，所以腰酸的情况一出现，有的人就在想自己是不是肾虚了。一般来说，腰酸确实是肾虚的常见症状。可是肾虚也分证型，有肾阳虚、肾阴虚、肾气不固、肾虚水泛。如果觉着腰酸软无力还特别怕冷，那可能就是肾阳虚了。

什么是肾阳虚

肾阳虚又称为"命门火衰"，是指肾阳不足，推动、温煦脏腑的作用减退而导致的虚寒性病证。

肾被称为"先天之本"，所以先天不足者多见肾阳虚；后天肾阳虚者多是因为过度劳累、久病、压力过大或房事过度，使得身体阴阳失衡；如果老年人出现肾阳虚，很多是因为器官衰老，脏腑功能减退所致。

临床表现多见腰膝酸软冷痛、畏寒、面色淡白无华、神疲乏力、筋骨软、性功能减退、小便清长、余尿不尽。

肾阳虚的典型症状

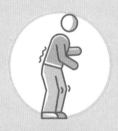

腰膝酸软

腰为肾之府，肾精会濡养腰部，当肾出现阳虚的情况，腰部缺乏濡养，就会出现酸软的情况；肾在体合骨，生髓，肾阳虚时，膝盖也会缺乏濡养，出现酸软的症状。

畏寒肢冷

肾阳可以温煦周身。当肾阳虚时，身体肢端缺乏肾阳的温煦，会出现畏寒肢冷的症状。

📢 补肾小贴士

俗话说"动则生阳"，所以阳虚体质之人在生活中，可以通过体育锻炼的方式调理肾阳虚，要春夏秋冬坚持不懈。具体的项目，可根据自己的体力强弱而定，可常做日光浴强壮卫阳，也可坚持做强壮功、站桩功。

三圆式站桩能使人呼吸畅通、周身舒畅、头脑清爽，心有愉悦之感，用来调理肾阳虚就很合适。两脚分开，与肩同宽，两手由身体两侧向前合抱于腹前；同时两膝微屈，重心下沉，两膝关节微微向两旁打开；背略弓形，胸要含，背要拔，腰背部略向后拱。刚开始练时每次站桩时间不必过长，5~15 分钟为宜，等体力增进时再延长30~50 分钟，可每天早晚各练1 次。

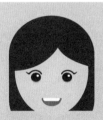

面色淡白

肾阳虚无力推动血液上行，面部就会表现出淡白的颜色。如果肾阳极虚，则面部会表现为黧黑无泽。

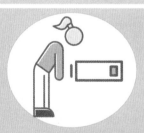

神疲乏力

肾主藏精，肾精足，则气血充盈，自然精神满满。而肾阳虚，无力凝气化精，身体就会出现神疲乏力的症状。

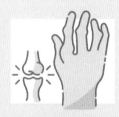

筋骨软

骨骼的生长发育和肾有密切关系。肾阳虚，肾的功能减退，没有足够的髓质滋养骨骼，自然会出现筋骨软的情况。

17：00—19：00 为酉时，此时足少阴肾经当令，宜养肾。

在此时喝水，可以清理膀胱，减少尿液中的垃圾在肾脏的沉积，达到同时清理肾脏和膀胱的双重作用。

日常调理，巧补肾阳虚

肾阳虚的调理原则是温补肾阳。要注意保暖，可以多食用一些温阳散寒的食物，也可以经常按摩肾经上的腧穴。

多吃韭菜、羊肉

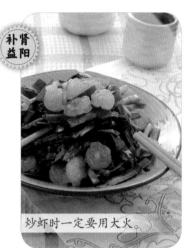

补肾益阳

炒虾时一定要用大火。

韭菜炒虾可以温补肾阳。韭菜具有补肾益阳、温中开胃、行气活血的功效。准备韭菜 200 克，虾仁 50 克。把韭菜洗净，切段；虾仁洗净；姜切丝；葱切段。把炒锅置火上烧热，加入油，烧六成热时，下入姜丝、葱段爆香，立即下入虾仁、韭菜、盐，炒断生即成。

羊肉当归老姜粥补肾壮阳、温中补虚，可缓解肾阳虚引起的腹痛、畏寒怕冷。生姜、当归分别洗净，切片；羊肉洗净，切块；粳米淘洗干净。粳米、生姜片、当归片、料酒、羊肉、盐同放锅内，加水适量，大火烧沸，再用小火煮 35 分钟即成。

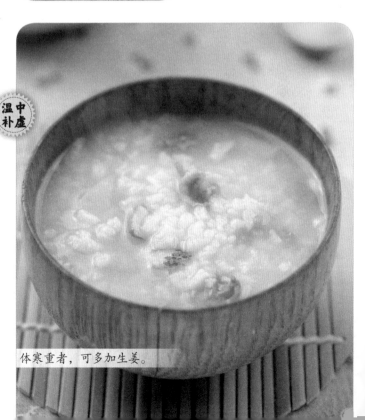

温中补虚

体寒重者，可多加生姜。

按摩关元穴、肾俞穴、命门穴

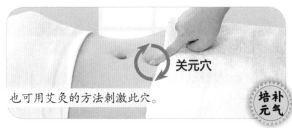

关元穴

也可用艾灸的方法刺激此穴。

培补元气

关元穴是保健大穴。用食指按揉关元穴，每次 3~5 分钟，以自觉轻微酸胀为度，不可用力过大，有培补元气、通利小便、温经散寒的功效。

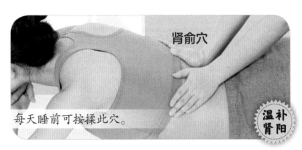

肾俞穴

每天睡前可按揉此穴。

温补肾阳

肾俞穴是肾气转输后背的穴位。双掌摩擦至热后，把掌心贴于肾俞穴，反复 3~5 分钟，有温补肾阳的功效。出现头昏目眩、遗精、阳痿的时候按摩此穴可以缓解症状。

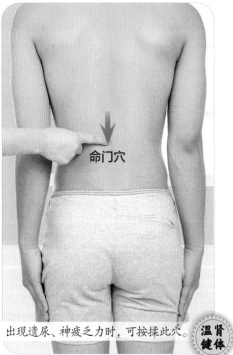

命门穴

出现遗尿、神疲乏力时，可按揉此穴。

温肾健体

命门穴是肾气出入的门户。左右食指、中指轮流向下用力按揉该穴，每次各按揉 3~5 分钟，有强肾固本、温肾健体的功效。

中药方 对症调理

中药方及功效	适用人群
☑ **右归丸**具有温补肾阳、填精止遗的功效	适用于肾阳虚所致腰膝酸冷、阳痿遗精、尿频而清者
☑ **四神丸**具有温肾散寒、涩肠止泻的功效	适用于肾阳虚、命门火衰所致五更泻者
☑ **金匮肾气丸**具有温补肾阳、化气行水的功效	适用于肾阳虚所致小便不利、下肢水肿、畏寒怕冷者
☑ **苁蓉补肾丸**具有补肾壮阳的功效	适用于肾阳虚所致腰痛、阳痿、遗精者

耳鸣、手足心热，多半是肾阴虚

很多人在生活中经历过头晕、耳鸣的症状，有的人只是偶然出现一两次，休息一会儿就没事了，有的人却长时间受到困扰，甚至影响到正常的生活。中医将耳朵归为肾窍，头晕、耳鸣多半和肾虚有关。如果耳鸣并伴随手心和脚心发热的情况，多半是肾阴不足导致的。

什么是肾阴虚

肾阴虚是肾阴亏虚表现出来的证候。肾阴亏虚多见于体虚久病者，比如经常咳嗽可能就会导致肾阴虚，这是因为长期咳嗽使气上升而不能下降，影响肾气的敛降功能，耗损了肾脏的阴液。此外，房事不加以节制、过多进食辛辣的食物、经常生气、急性热病发作时都会耗伤阴液，出现肾阴虚的症状。

临床多表现为头晕、耳鸣、腰膝酸软、失眠、健忘、手足心热，男性还可见阳痿、早泄，女性则可见月经量过少或者过多、月经提前的情况。

肾阴虚的典型症状

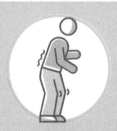

腰膝酸软

肾阴虚表明体内阳气偏盛，阴液被烧灼，身体失去肾阴的濡养，就出现腰膝酸软的症状。阴液亏虚，无力濡养骨骼，膝盖也出现酸软。

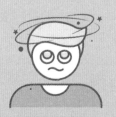

头晕、耳鸣

肾中精气不足，无力填充脑海，濡养上窍，就会出现头晕、耳鸣的症状。另外，虚火上扰清窍，也会导致头晕、耳鸣。

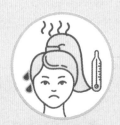

手足心热

肾阴亏虚表明体内阴液减少，阳气相对过盛。如果出现手足心热的症状，一般还会伴随盗汗、大便干的情况出现。

📢 **补肾小贴士**

肾阴是一身阴气之源，肾阴以肾中精气为物质基础，对各脏腑组织起着滋养和濡润的作用，与肾阳相互为用，共为人体生命活动之本。

肾阴虚者可以通过运动、调整生活习惯的方式来调理自己的身体。运动方面，可以做一些锻炼腰部的活动，比如蹲马步、仰卧起坐、转呼啦圈等，能起到补肾纳气的作用。生活习惯方面，要保证自己有充足的睡眠时间，平时避免做重体力劳动，也要避免房事频繁。

若肾阴虚的情况比较严重，建议及时就医，在医生的指导下服用滋肾养阴的药物做进一步的治疗，如左归丸、六味地黄丸等。

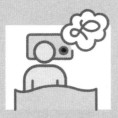

失眠、健忘

中医认为心为火、肾为水，心肾相交则达成一种相互平衡的状态。肾阳虚时，水火失济，心火偏亢，心神不能安定，就会导致失眠。严重时记忆力会下降，导致健忘。

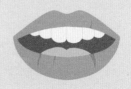

口干、颧红

身体依赖于肾阴的滋养、濡润，肾阴不足了，身体缺乏滋养，就有口干、颧红、形体消瘦的症状。

饮食宜忌

肾阴虚患者可适量食用甘凉滋阴的食物，常见的有百合、桑葚、芝麻等，有助于调理肾阴虚。尽量避免进食辛辣刺激、燥热的食物，以免不适症状加重；切忌暴饮暴食，注意荤素搭配，不要偏食，保证营养元素和能量均衡摄入，可使胃肠功能处于一个良好的状态，有助于饮食的充分吸收。

日常调理，巧补肾阴虚

补肾阴是调理肾阴虚的关键，可多食用滋阴补肾的食物，养成规律的作息时间，避免熬夜，节制性生活。

多吃海参、天门冬

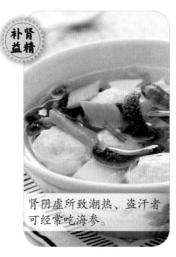

补肾益精

肾阴虚所致潮热、盗汗者可经常吃海参。

海参豆腐煲有滋阴补肾的作用，因为海参有补肾益精、通便利尿的功效。豆腐洗净，切块；海参剖开腹部，洗净体内腔肠，以沸水加料酒和姜氽烫去腥，捞起冲凉，切寸段。将海参放进锅内加3碗水，并放入葱段、姜片。肉末抓匀，做成丸子，放进锅中氽熟，放入豆腐块。待海参、豆腐入味，稍煮即可起锅。

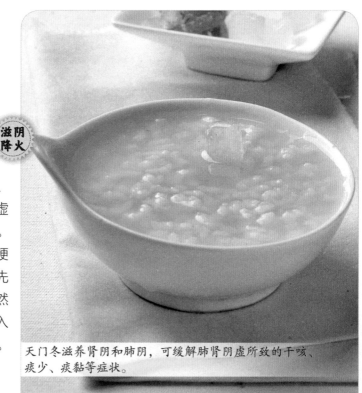

滋阴降火

天门冬粥滋阴降火、润肺滋肾，可缓解肾阴虚引起的口渴烦热、尿少。准备天门冬15~20克，粳米100克，冰糖适量。先煎天门冬，去渣取汁，然后倒入粳米煮粥，熟后入冰糖，再稍煮片刻即可。空腹食用。

天门冬滋养肾阴和肺阴，可缓解肺肾阴虚所致的干咳、痰少、痰黏等症状。

按摩太溪穴、涌泉穴、三阴交穴

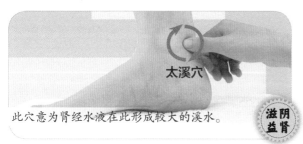

此穴意为肾经水液在此形成较大的溪水。

滋阴益肾

太溪穴是滋阴要穴。用拇指按揉 1 分钟左右，有滋阴益肾、壮阳强腰的功效，出现耳鸣、潮热盗汗、小便短赤时按揉该穴位，可缓解症状。

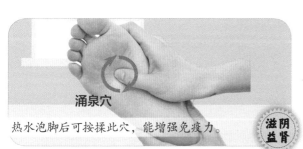

热水泡脚后可按揉此穴，能增强免疫力。

滋阴益肾

涌泉穴是人体长寿大穴。用拇指或食指按揉足心涌泉穴处，以 100 次为宜，有滋阴益肾的功效。精力衰退、失眠健忘者可以多按揉。

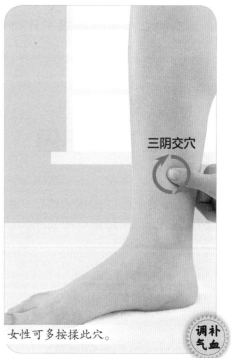

女性可多按揉此穴。

调补气血

三阴交穴是调理妇科病常用穴。用拇指轻柔地按摩 5 分钟，可调补肝、脾、肾三经气血。

中药方对症调理

中药方及功效	适用人群
✔ **六味地黄丸**具有滋阴补肾、调补肝肾的功效	适用于肾阴亏虚所致眩晕、阴虚潮热者
✔ **左归丸**具有滋阴补肾、填精益髓的功效	适用于头晕目眩、腰酸腿软、遗精、滑精、自汗盗汗、口干咽干者
✔ **麦味地黄丸**具有滋肾养肺的功效	适用于肺肾阴虚所致久病咳嗽、干咳少痰、腰膝酸软、舌红少苔者
✔ **杞菊地黄丸**具有补肾益精、养肝明目的功效	适用于肝肾阴虚所致两目视物模糊或眼睛干涩、迎风流泪者

尿频、遗尿，与肾气不固有关系

有的人因为睡前喝了几口水就要一趟一趟地跑厕所，有的孩子年龄不小了，晚上还会尿床，这些都是肾气不固的表现。

什么是肾气不固

肾气不固又称"下元虚证"，是指肾气固摄功能减弱引起的病证。肾气是肾精所化之气，是肾生理活动的物质基础，肾气亏虚多是房事过度、久病体虚、饮食不当所致。

临床上常见尿频尿急、夜尿多、腰痛、身体疲劳、面色苍白、耳鸣，严重者会出现尿失禁，女性可见明显白带，男性可见遗精和早泄。

肾气不固的典型症状

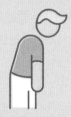

疲劳、乏力

气生精，精生血，人体的生理活动依赖于气血的运行。肾气亏虚，没有足够的气血支撑身体的活动，会有疲劳、乏力的感觉。

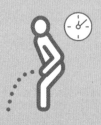

尿频

中医认为肾主水，肾气会影响到尿液的产生和排泄。身体的肾气比较缺乏，无力固摄膀胱，膀胱存不住，自然有尿就要排，突出表现为夜尿多、淋漓不尽，严重时会发展为尿失禁。

📢 补肾小贴士

调理肾气不固，首先要补肾气。体育运动就是不错的调补肾气的方法，主要包括太极拳、八段锦、慢跑、骑单车、双手按腰等。运动的时间和强度要根据自己的身体状况决定，不要太劳累，适度就可以。

时间比较充足的人可以多练习太极拳和八段锦，有引气下行、纳息归根、气灌丹田的作用，能够促进机体达到阴阳平衡，使肾区经络得到充分放松，从而起到固肾气的作用。

慢跑、骑单车、双手按腰更适合久坐办公室的人在上下班途中或是中午休息的时候锻炼，可以起到温煦肾阳、促进血液循环、疏通带脉、固精益肾的作用，有助于固肾气。

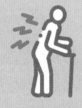

腰痛

腰为肾之府，肾气会生成肾精并推动肾精对腰进行濡养。肾气不固，则腰失所养，产生酸痛的感觉。

耳鸣

中医认为耳为肾之窍，肾虚则精微不能濡养耳窍，就会出现耳鸣的症状。

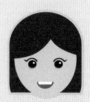

面色苍白

面色苍白是虚证和寒证的表现之一。因为面部由血濡养而荣，气虚时，无力推动血液运行，面部不得濡养，就表现为苍白、没有光泽。

盲目补肾不可取

有的人为了补肾，会盲目选购保健品。但是保健品以补虚为主，补肾的保健品大多数为壮阳之品。经常服用会导致体内阳火过盛，耗伤肾阴。

中医认为，追求健康应注重保持规律生活，经常进行体育锻炼，不要等肾虚出现的时候再去盲目食用保健品补肾。

日常调理，巧补肾气

对于肾气不固，调理时要注意固肾涩精，以温补收敛为主，饮食上可以选择一些温热益肾的食物补养肾气。

多吃板栗、黑豆

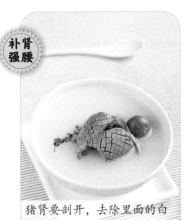

补肾强腰

猪肾要剖开，去除里面的白色部分。

板栗炖猪腰可以补肾益气。板栗具有补肾强腰、健脾养胃的功效。准备生板栗50克，猪肾300克。生板栗去壳，猪肾切花刀汆水，姜切片待用。锅中加适量水，开火，放入板栗、猪腰、陈皮、姜炖2个小时，调味即成。

黑豆紫米粥可以补肾益气、补虚，对于肾气虚引起的尿频、腰膝酸软有很好的调理效果。准备黑豆、紫米各25克，冰糖10克。黑豆和紫米用清水浸泡8~12小时，洗净。锅中加入清水，大火煮开后放入黑豆和紫米，再次煮开后转小火煮40分钟，出锅前2分钟放入冰糖即可。

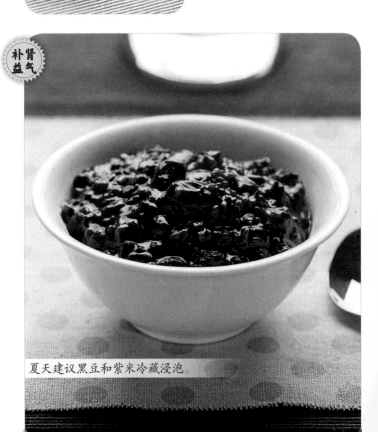

补肾益气

夏天建议黑豆和紫米冷藏浸泡。

按摩气海穴、关元穴、肾俞穴

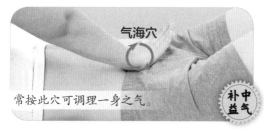

气海穴

常按此穴可调理一身之气。

补中益气

气海穴是补虚要穴。用掌心或掌根对气海穴进行环状按揉，可以分小圈、中圈、大圈依次进行，每次按摩 5 分钟左右，长期按揉有助于补肾气。

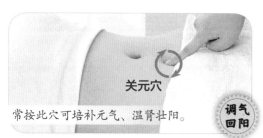

关元穴

常按此穴可培补元气、温肾壮阳。

调气回阳

关元穴是关藏人体元气之处。可以采用掌揉法、指揉法、指按法进行按摩，用力应轻柔和缓，揉法可行 50~100 次，按法可按 1~2 分钟，早晚各 1 次，可以培肾固本、调气回阳。

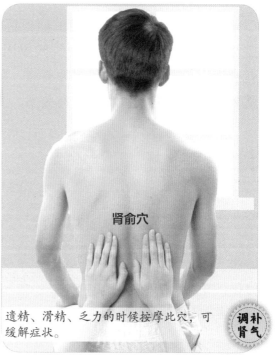

肾俞穴

遗精、滑精、乏力的时候按摩此穴，可缓解症状。

调补肾气

肾俞穴是肾气输注之处，为护肾常用穴。双掌摩擦至热后，把掌心贴于肾俞穴，这样反复 3~5 分钟，或直接以手指按揉肾俞穴，至出现酸胀感，并且腰部微微发热，可以滋补肾精、温补肾阳、培元固本。

中药方 对症调理

中药方及功效	适用人群
⊘ **金匮肾气丸**具有温补肾阳、化气行水的功效	适用于肾气不固所致水肿、腰膝酸软、小便不利、畏寒肢冷者
⊘ **右归丸**具有温补肾阳、填精止遗的功效	适用于肾阳不足、肾气不固所致腰膝酸冷、精神不振、畏寒怕冷者
⊘ **金锁固精丸**具有固肾涩精的功效	适用于肾虚不固所致遗精、滑泄、神疲乏力、四肢酸软、腰痛耳鸣者

水肿、尿少，有可能是肾虚水泛

水肿的情况很常见，有的时候睡前多喝几杯水可能第二天早上起来就感觉脸肿了一些；夏天因为气候原因，也很容易水肿。不过这些水肿很快就会消下去。如果长时间水肿不消，甚至越来越严重，排尿也出现了问题，就要考虑是不是和肾虚水泛有关系。

什么是肾虚水泛

肾为水脏，主化气行水，水液之所以能在体内分布运行，达到"水精四布，五经并行"，与肾的气化作用关系尤为密切。肾阳亏损，气不化水，水液失于温化，可致水气内停或水气泛滥，也就是肾虚水泛。多与久病伤肾、膀胱气化失司、房事过度等有关。

肾虚水泛的主要临床表现为腰膝酸痛、耳鸣、身体浮肿，腰以下尤甚，按之没指，小便短小、畏寒肢冷、腹部胀满，或可见心悸、气短、咳喘痰鸣、舌质淡胖、苔白滑、脉沉迟无力。

肾虚水泛的典型症状

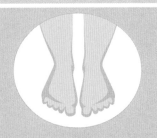

水肿

肾阳不足，不能蒸腾气化，水湿泛溢肌肤，所以身体浮肿；肾脏居于下焦，阳虚气化不行，水湿下行，故腰部以下水肿明显。

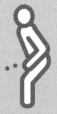

尿少

肾阳的气化作用能生成尿液。肾阳不足，气化不利，则不能生成尿液，也就无尿可排。

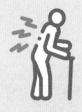

腰痛

腰为肾之府，肾气亏虚，腰膝的肌肉组织失去了肾阳的濡养，可能就会出现酸痛、乏力的情况。

怎么区分肾虚水泛与肾阳虚

肾虚水泛和肾阳虚都是肾脏虚衰所致的虚寒证。肾虚水泛偏重于气化无权所致水液代谢异常，多见水肿等症，治则一般是温阳利水，可以在医生指导下服用五苓散、苓桂术甘汤等药物；肾阳虚偏重于推动、温煦的功能减退导致脏腑功能衰退和性功能减弱，多见腰膝酸冷等症，治则一般是温补肾阳，可在医生指导下服用金匮肾气丸、右归丸等药物。

📢 补肾小贴士

肾虚水泛的危害性比较严重，所以出现这种症状应该尽早治疗，谨遵医嘱服药。

饮食上要注意多吃富含蛋白质、清淡、易消化的食物，忌食辛辣肥甘之品。出现水肿症状以后，要控制盐的摄入量，水肿者每天盐的摄入量控制在3~4克。生活上要注意防寒保暖，避免风邪外袭、居室应该经常通风。情志上也应该宁静平和，不宜过于焦虑，保持稳定的情绪。

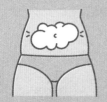

腹胀

肾虚水泛会形成水湿，水湿不只会停留在本脏，还会上泛导致湿困脾胃，脾胃运化就会出现问题，从而产生腹胀的感觉。

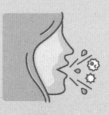

咳嗽气喘

水湿如果上泛到肺脏，肺宣发肃降的功能出现问题，就会出现咳嗽、气喘的症状，也就是中医所谓的"水寒射肺"。

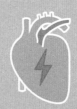

心悸

水湿有可能会泛滥到心脏，也就是中医所谓的"水饮凌心"，水湿会遏制心阳，心脏缺乏心阳的推动，会产生心悸的症状。

饮食调理

肾虚水泛宜吃性热温阳的食物，这样既能温阳化气，又能利水，如橘子、葱白、生姜等。若水肿较重，再吃一些利尿的药食会更好，如赤小豆、薏苡仁、车前子、葶苈子等，这样阴水去则阳气易复。

日常调理，巧补肾虚

肾虚水泛调理时应以温肾利水为原则，可以通过食疗、按摩等方式达到温阳化气、利水祛湿的效果，还要注意养成良好的生活习惯。

多吃冬瓜、枸杞子

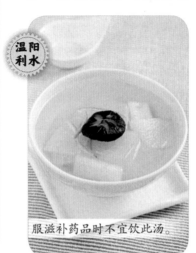

温阳利水

服滋补药品时不宜饮此汤。

冬瓜陈皮汤利水消肿、健脾除湿，对于肾虚水泛引起的水肿有调理作用。冬瓜去皮切块，在沸水中稍煮，捞出浸冷水后沥干；陈皮浸软；冬菇去蒂，浸软，洗净。用瓷锅盛冬菇、冬瓜、陈皮，将素上汤煮沸倒入锅内，盖上盖子，放入蒸笼蒸约1小时，再加入盐调味，即可出锅。

枸杞茶补肾益精、养肝明目，对于肾虚水泛引起的腰膝酸软、冷痛、畏寒肢冷有很好的食疗效果。准备枸杞子10克，洗净后，直接泡水饮用或者在锅中熬煮30分钟再饮用亦可。

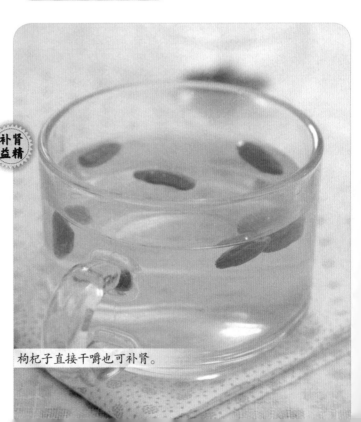

补肾益精

枸杞子直接干嚼也可补肾。

按摩命门穴、阴陵泉穴、水分穴

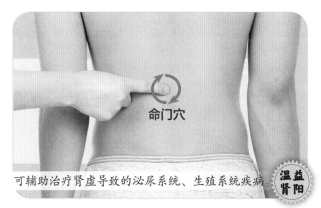

可辅助治疗肾虚导致的泌尿系统、生殖系统疾病。

温益肾阳

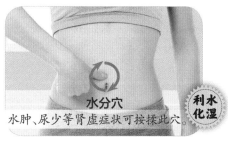

水分穴

水肿、尿少等肾虚症状可按揉此穴。

利水化湿

水分穴是分别水谷清浊的部位。用拇指指腹按揉水分穴，每次 1~3 分钟，有健脾和胃、泌别清浊、利水化湿的功效。

命门穴是养肾常用穴。用食指按揉该穴，以有酸胀、疼痛的感觉为宜，也可左右食指、中指轮流向下用力按揉该穴，每次按揉 3~5 分钟，有温益肾阳、舒筋镇痉的功效。

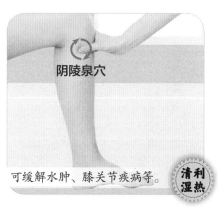

阴陵泉穴

阴陵泉穴是祛湿要穴。拇指指端放于阴陵泉穴处，先顺时针方向按揉 2 分钟，再点按 30 秒，以有酸胀感为度，有清利湿热、健脾理气、益肾调经、通经活络的功效。

可缓解水肿、膝关节疾病等。

清利湿热

中药方对症调理

中药方及功效	适用人群
☑ **真武汤**具有温阳利水、健脾燥湿的功效	适用于脾肾阳虚、阳不化水、水饮上泛者
☑ **济生肾气丸**具有温肾化气、利水消肿的功效	适用于肾阳不足、水湿内停所致肾虚水肿者
☑ **右归丸**具有温补肾阳、填精止遗的功效	适用于肾阳虚所致腰膝酸冷、阳痿遗精或肾气亏虚者
☑ **四神丸**具有温肾暖脾、固肠止泻的功效	适用于肾阳虚、水湿下注大肠所致五更泻者

胆

肝之精气所化

排泄胆汁，性喜宁谧

胃

水谷气血之海

受纳水谷，喜润恶燥

小肠

受盛化物

升降相因，清浊分别

大肠

管理输送

传导糟粕，排除毒素

膀胱

津液之腑

水液汇聚，固摄气化

三焦

联系疏通

通行水液，升降诸气

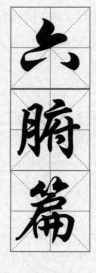

六腑篇

六腑是指胆、胃、小肠、大肠、膀胱、三焦。

六腑的功能主要是受盛和传化水谷，为五脏的功能提供物质基础。六腑的生理特点是『泻而不藏』『实而不能满』，每一腑都必须适时排空其内容物，才能保持六腑通畅，功能协调，故有『六腑以通为用，以降为顺』之说。

本篇分别介绍了六腑的生理特点以及容易出现的一些问题，并给出具体的调养方法，当脏腑出现问题时，可以对症调理。只有保持五脏六腑的协调，身体才能保持健康状态。

第八章 胆，维持脏腑运行平衡

胆，中正之官

《黄帝内经·素问》说"胆者，中正之官，决断出焉"。胆是六腑之一，和五脏中的肝相通，能储存、排泄胆汁，其对应五行之中的木，能促进食物的消化吸收。

胆贮藏和排泄胆汁

胆汁来源于肝脏。胆汁由肝脏形成和分泌，然后进入胆腑贮藏、浓缩，并通过胆的疏泄作用而入于小肠。肝胆同属木行，一阴一阳，表里相合，故胆腑亦具疏泄之功，但胆的疏泄必须依赖肝气疏泄而行其职。

贮藏于胆腑的胆汁，由于肝的疏泄作用，排泄、注入肠中，以促进食物的消化。若肝胆的功能失常，胆的分泌与排泄受阻，就会影响脾胃的消化功能，从而出现厌食、腹胀、腹泻等消化系统问题。若湿热蕴结肝胆，以致肝失疏泄，胆汁外溢，浸渍肌肤，则发为黄疸，以目黄、身黄、小便黄为特征。胆气以下降为顺，若胆气不利，气机上逆，则可出现口苦、呕吐黄绿苦水等。

胆调节脏腑气机

人体是一个升降出入气化运动的机体，肝气条达，气机调畅，则脏腑气机升降有序，出入有节，而阴阳平衡，气血和调。胆为腑，肝为脏，脏腑之中脏为主，腑为从。胆合于肝，助肝之疏泄，以调畅气机，则内而脏腑，外而肌肉，升降出入，纵横往来，并行不悖，从而维持脏腑之间的协调平衡。胆的功能正常，则诸脏易安，故有"凡十一脏皆取决于胆"之说。

胆为阳木，而肝为阴木，阳主阴从。"凡十一脏皆取决于胆"旨在说明在思维活动中，肝主谋虑，胆主决断。肝胆相互为用，而非指胆具有"五脏六腑之大主"的作用。

胆主决断

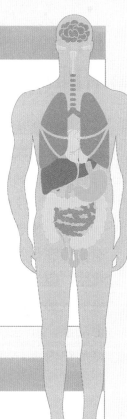

胆主决断，指胆在精神意识思维活动过程中，具有判断事物、做出决定的作用。胆主决断，是说胆在防御和消除某些精神刺激（如大惊大恐）的不良影响，以维持和控制气血的正常运行，确保脏器之间的协调关系等方面有着重要的作用。

精神心理活动与胆之决断功能有关，胆能助肝之疏泄以调畅情志。肝胆相济，则情志和调稳定。胆气豪壮者，剧烈的精神刺激对其所造成的影响不大，且恢复也较快。所以说"气以胆壮，邪不可干"。胆气虚弱的人，在受到精神刺激的不良影响时，则容易形成疾病，表现为胆怯易惊、善恐、失眠、多梦等精神情志病变。

胆气主升

《脾胃论》曰："胆者，少阳春升之气，春气升则万化安。"胆气主升，实为胆的升发条达之性，与肝喜条达而恶抑郁同义。春气升则万物皆安，这是自然界的规律。胆气升发条达，如春气之升，则脏腑之气机调畅。

胆性喜宁谧

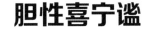

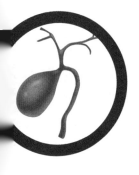

宁谧，清宁寂静之谓。胆为清净之府，喜宁谧而恶烦扰，宁谧而无邪扰，胆气不刚不柔，禀少阳温和之气，则得中正之职，而胆汁疏泄以时，临事自有决断。邪在胆，或热，或湿，或痰，或郁之扰，胆失清宁而不谧，失其少阳柔和之性而壅郁，则呕苦、虚烦、惊悸、不寐，甚则善恐如人将捕之。

临床上用温胆汤治虚烦不眠、呕苦、惊悸，旨在使胆复其宁谧温和之性而得其正。

口苦、胸闷，
和胆郁痰扰有关

　　胆郁痰扰指胆失疏泄，痰热内扰所表现的证候。临床表现为惊悸不寐、烦躁不宁、口苦呕恶、胸闷胁胀、头晕目眩、耳鸣、舌苔黄腻、脉弦或滑。

　　这与情志不遂、精神抑郁引起肝胆气滞有关。肝与胆互为表里，胆汁由肝之余气所化生，胆汁的排泄和肝的疏泄功能相关，如果肝气郁滞，疏泄不及，可能影响胆汁的排泄功能，肝胆疏泄失职，气郁生痰化热，最终痰热内扰。

胆郁痰扰的典型症状

药物调理

　　胆郁痰扰是痰浊或痰热内扰，胆郁、胆失疏泄所致，偏痰浊可用安神温胆丸治疗，偏痰热可用黄连温胆汤治疗。

口苦
　　胆郁痰扰说明肝胆的疏泄功能出现了问题。胆内有热，熏蒸胆气，上溢至口腔，表现出来就是口苦的症状。

呕吐
　　肝胆的疏泄功能出现问题，胆气四溢，如果侵犯到胃腑，影响到胃气下行，就会出现恶心、呕吐的症状。

穴位按摩

　　胆郁痰扰调理原则宜清热化痰、和胆利气。可按摩阳陵泉穴。阳陵泉穴为胆经之合穴，善治胆囊之病，有助于缓解口苦。胆经属木，气通于肝，合穴属土，血贯于脾，此穴正是调节肝脾功能之枢纽。

胸闷
　　胆气郁结，疏泄不能，就会出现胸闷的症状。

头晕目眩
　　郁结形成的痰热会循着胆经上行，到达头部就会出现头晕目眩的症状。

生活调理

　　胆郁痰扰这类人群多数是焦虑、忧郁的性格，容易思虑多，对事对人比较在意，如果还有吸烟、饮酒的习惯，平时运动少，就非常容易形成胆郁痰扰证，所以应注意调节自身情绪，增加运动。

饮食宜忌

　　忌食荤腥油腻、生冷及辛辣食物，禁烟酒；宜清淡饮食，低盐低脂；多食蔬菜、水果、豆类等；做到饮食有节，不可过量。体质肥胖者，更应控制饮食。

食疗调养

　　酸枣仁粥：酸枣仁15克，粳米50克，加水煮成粥，睡前食用，对于烦躁、失眠有一定效果。

　　白果水：生白果3个，捣碎，开水冲服，每天1次，连饮数天。此方用于缓解头目眩晕等不适。

胆汁上溢，所以感觉口苦、有口气。

胆气不舒，会有胸闷的感觉，一般和头晕伴随出现。

经常腹痛、腹胀，小心你的胆里长"石头"

有的人经常感觉上腹部隐隐作痛，有时还腹胀、反酸，以为是胃病，但是吃了很多胃药却没有效果，这时要注意是不是得了胆结石。按照部位，胆结石可分为胆囊结石、肝外胆管结石及肝内胆管结石。胆囊里长结石是现在比较常见的类型，大多是不良饮食习惯导致的，比如不吃早餐、暴饮暴食、喜欢吃油腻的食物等。

胆囊结石的症状比较繁杂，有些人表现出来是消化不良症状，如吃了油腻食物上腹感觉很胀，所以经常被误诊为胃的毛病；有的人呈胆绞痛，这种痛非常厉害，也是进食油腻食物、吃太多引起的，同时伴有右上腹阵发性绞痛、恶心呕吐等。

药物调理

治疗胆结石的中成药，常见的有胆舒胶囊、金胆片、利胆排石片等，需要遵医嘱用药，不可盲目服用。

穴位按摩

胆结石患者，一般可以按摩阳陵泉穴、太冲穴、胆囊穴，可以使用按揉法、摩法、一指禅等手法。

胆结石的典型症状

胆绞痛
结石堵住后，胆汁无法流出，致使胆囊内压力不断升高，这样就促使胆囊发生一次次收缩，企图将胆石排出，患者因此感到绞痛。

腹胀
胆结石阻塞胆道，影响胆汁的循环和排泄功能，使胆汁不能发挥正常的功能，出现消化不良、腹胀的表现。

右上腹隐隐作痛
在进食过量油腻食物、工作紧张或休息不好时感到上腹部或右上腹隐痛，是因为胆结石造成胆囊堵塞，引发细菌感染，导致上腹疼痛或发热。

恶心呕吐
出现结石嵌顿，在胆汁淤积的时候是很容易有胃肠道反应出现的，且比较严重。

饮食宜忌

　　胆结石患者，饮食上需要注意减少摄入脂肪，避免摄入易产气的食物，不暴饮暴食；多吃水果、蔬菜等。另外，要养成每天按时吃早餐的习惯，因为经常不吃早餐也容易引起胆结石。

食疗调养

　　玉米须茶：准备玉米须，然后将玉米须洗干净、晒干，再剪成小段，用开水冲泡，代茶饮用就可以。一天 1~2 次，连服 20 天，具有清热利胆的功效。

　　白茅根炖肉：将白茅根、猪肉洗净，猪肉切片，白茅根也切成小段，一起放入砂锅中，加适量水煮至猪肉熟烂，除去白茅根，加入盐，最后趁温吃肉喝汤。

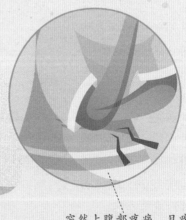

出现发热、呕吐等情况，说明可能发生了细菌感染。

突然上腹部疼痛，且疼痛剧烈，应及时就医。

得了胆囊炎，千万不要轻视

　　胆囊炎是一种常见的消化系统疾病，可分为急性和慢性两种。慢性胆囊炎多由胆囊结石发展而来，或胆道结石梗阻、胆汁淤积引起继发感染，从而形成胆囊炎；或由急性胆囊炎反复发作迁延而来。

　　慢性胆囊炎一般症状不典型，多在饱餐、进食油腻食物后出现上腹胀痛，可能会伴有嗳气、恶心、呕吐等症状，所以很容易被忽视。如果经常出现这种情况，一定要及时就医。

慢性胆囊炎的典型症状

右上腹阵痛

　　胆囊位于人体右上腹的位置，当胆囊出现炎症，右上腹就会出现疼痛感，痛感可从腹部放射至右肩背部、心窝部。

发热

　　胆道被结石阻塞造成胆汁淤积，引发细菌感染，就容易出现发热的症状。

黄疸

　　当胆囊炎症波及肝脏或胆管后，可出现全身皮肤、巩膜黄染等轻度黄疸症。

呕吐

　　胆汁的排出不畅会导致消化功能的异常，从而出现厌油、恶心、呕吐等症状。

急救处理方案

　　1. 禁饮食，减轻胃肠道负担。

　　2. 卧床休息，可平卧、侧卧或俯卧，尽量减少活动。

　　3. 禁止盲目服用止痛药，以免掩盖病情，造成严重后果。

日常照护

　　1. 让患者卧床休息，协助其取舒适体位，并进行有节律的深呼吸，有利于放松和减轻疼痛。

　　2. 如果做了胆囊手术，手术后伤口要清洁、干燥，如果有渗液，须及时更换敷料。

运动指导

　　建议恢复期的轻症患者进行一些简单、轻松的工作或活动量小的运动，如散步、打太极拳等，可增强胆囊肌肉的收缩力，促进胆汁排出。

　　完全康复后宜加强体育锻炼，少坐、多运动。

饮食调养

饮食要有规律，少食多餐，以低脂肪、低蛋白、易消化的食物为主，多吃新鲜水果、蔬菜和粗粮等富含膳食纤维的食物；戒烟限酒，忌食油腻、生冷、坚硬、辛辣及易产气的食物；注意饮食卫生，防止肠道寄生虫和细菌感染。

食疗调养

双花连翘汤：

准备金银花60克，连翘15克，薏苡仁30克。金银花、连翘水煎，去渣取汁，与薏苡仁共煮成粥，调入白糖适量食用。金银花具有清热解毒的效果，对于养肝明目有好处，还能起到预防腹泻的作用，对胆囊炎患者有不错的疗效。

胆囊炎多伴随右上腹疼痛，多在暴饮暴食、进食油腻食物后发作。

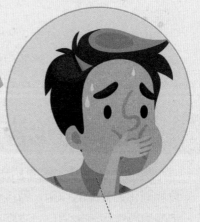

发作时多伴随呕吐、恶心的症状。

第九章 胃为仓廪之官，人以胃气为本

胃者，仓廪之官

《黄帝内经·素问》说"胃为仓廪之官，五味出焉"。仓廪，指贮藏米谷的仓库。仓廪之官，比喻人体所需的能量大都来源于胃的受纳和转输。

胃上接食道，下接十二指肠，是中空的容器。胃被称为"水谷之海"，它的主要功能是接纳腐熟的水谷。在食物消化的过程中，胃起着重要作用。

胃主受纳水谷

受纳是接受和容纳之意，胃主受纳是指胃接受和容纳水谷的作用。饮食入口，经过食道，容纳并暂存于胃腑，这一过程被称为"受纳"，故称胃为"太仓"。

机体的生理活动和气血津液的化生，都需要依靠食物的营养，所以又称胃为"水谷气血之海"。胃主受纳功能是胃主腐熟功能的基础，也是整个消化功能的基础。胃有病变，就会影响胃的受纳功能，从而出现纳呆、厌食、胃脘胀闷等症状。

胃主受纳功能的强弱，取决于胃气的盛衰，可以从食欲的好坏反映出来。食欲好，则胃的受纳功能强；食欲不好，则胃的受纳功能弱。

胃主腐熟水谷

腐熟是食物经过胃的初步消化，形成食糜的过程。胃主腐熟指胃具有将食物消化为食糜的作用。胃接受由口摄入的饮食之物并使其在胃中短暂停留，依靠腐熟作用将其消化，其精微物质由脾运化而营养周身，未被消化的食糜则下行于小肠。这个过程不断更新，就是胃的消化过程。如果胃的腐熟功能低下，

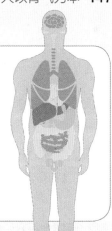

就出现胃脘胀满、口臭等食滞胃脘之候。

胃主受纳和腐熟水谷的功能，必须和脾的运化功能相配合，才能顺利完成。所以说脾胃密切合作才能使水谷化为精微，以化生气血津液，供养全身，故脾胃合称为"后天之本，气血生化之源"。饮食营养和脾胃的消化功能，对人体生命和健康至关重要。

✚ 胃主通降

胃主通降与脾主升清相对。胃主通降是指胃的气机有通畅、下降的生理特性。食物入胃，经过胃的腐熟和初步消化之后，必须下行入小肠，再经过小肠分清泌浊，其浊者下移于大肠，然后变为大便排出体外。这是由胃气通畅下行作用完成的。

胃之通降是降浊，降浊是受纳的前提条件。所以，胃失通降，会出现纳呆脘闷、胃脘胀满或疼痛、大便秘结等胃失和降之证，或恶心、呕吐、呃逆、嗳气等胃气上逆之候。脾胃居中，为人体气机升降的枢纽。所以，胃气不降，不仅直接导致中焦不和，影响六腑的通降，而且影响全身的气机升降，从而导致各种病理变化。

胃喜润恶燥

胃喜润恶燥的特性，源于运气学说中的标本中气理论。胃为阳明燥土之腑，赖阴液滋润以维持其正常的生理功能，故言"胃喜润"。燥邪伤胃，易损伤胃中津液，影响胃的正常生理功能，故说"胃恶燥"。

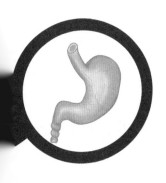

胃之受纳腐熟，不仅依赖胃阳的蒸化，更需胃液的濡润。胃中津液充足，方能消化水谷，维持其通降下行之性。因为胃为阳土，喜润而恶燥，故其病易成燥热之害，胃阴容易被损耗。所以，在治疗胃病时，要注意保护胃阴，即使必用苦寒泻下之剂，也应中病即止，以祛除实热燥结为度，不要大量使用苦寒之药，以免化燥伤阴。

贪凉一时爽，胃寒悔一生

夏季炎热，有些人总是爱喝冷饮、吃西瓜、还喜欢吹空调、睡凉席，图一时爽快，有的人很快会感觉不舒服，而有的人可能暂时没什么反应。其实，按照中医理论，只要夏季贪凉，无论有无症状，身体多少都会受到损害，只不过发病时间有早有晚。贪凉首先受伤害的就是胃，容易导致胃寒。

胃寒也要分虚实

胃寒的主要病因与饮食习惯有关，如饮食不节、嗜食生冷等。现代人的生活节奏快，精神紧张，饮食不规律，造成脾胃病发病率越来越高。

胃虚寒，指脾胃阳气虚衰，阴寒内盛所表现的证候。胃实寒，指外感寒邪凝于胃腑，寒凝气滞所表现的证候。两者相同的症状都是疼痛遇寒加重，喜食温热食物，舌苔白。不同点是实寒疼痛程度较虚寒剧烈，而虚寒会伴有明显的阳虚症状，如手足不温、便溏等。

胃寒的典型症状

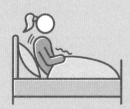

身寒倦怠

胃寒与寒邪有关，实寒是因为寒邪侵入人体，阳气受伤；虚寒是因为体内脾胃阳气虚弱，阴气强盛。因此胃寒者机体会阳气不足，无力温煦肢体，出现身寒倦怠的情况。

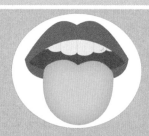

舌苔白

白苔代表寒证、表证，当寒邪侵入胃腑时，脉络收缩，血脉不能运行上荣于舌，出现舌苔白的情况。

养胃小贴士

胃寒者的养护原则是注意胃部的保暖，尽量不受寒凉刺激。

饮食要有规律，定时、定量，避免暴饮暴食，减轻胃肠道负担；避免饮用烈酒、浓缩咖啡等刺激性饮品；避免吃太凉、太硬、太酸、太辣和太粗糙的食物，否则会增加胃的负担。

吸烟会影响胃黏膜的血液供应和胃黏膜细胞的修复和再生。

因此，如果有吸烟史，应该戒烟或少吸烟。

胃部平时要注意保暖，当天气变冷时，可以贴暖宝宝或者使用热水袋，不能受凉，适当喝生姜红糖水也能暖胃。

在进食的时候，狼吞虎咽也是胃寒的饮食忌讳之一。注意要细嚼慢咽，不要吃太快，以减轻胃肠道负担。

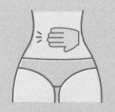

胃脘冷痛

寒邪凝滞于胃腑，脉络因受寒开始收缩，胃气郁结在胃腑，所以会出现胃脘疼痛的情况，而且遇冷会加剧，喜温喜按。

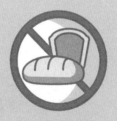

食欲不振

寒邪入胃腑，引起脉络收缩，则胃气不能循经下行，会凝滞在胃腑。同时，胃寒过盛，阳气被遏，无力温化精微，食物积于胃部，出现食欲不振的情况。

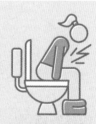

腹泻、腹痛

中医认为，脾与胃相表里，当寒邪伤到胃的时候，也会伤到脾，脾受到寒邪影响，阳气被遏，出现阳虚的情况，就有腹泻、腹痛的症状产生。

起居调养

午饭时间要尽量充裕，不要快速吃完饭马上投入工作中。吃完饭最好能安静待一会儿，保证血液大量流向胃肠道，使其正常工作。

日常调理，巧祛胃寒

不论是实寒，还是虚寒，在调理胃寒时，都应该以温胃散寒、理气止痛为调理原则。饮食要节制，多吃温软有益于肠胃的食物。

多吃姜、牛肉

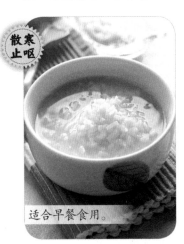

散寒止呕

适合早餐食用。

姜米粥可以暖胃。姜发散风寒的能力比较强，有除寒暖胃的功效，姜还擅长止呕，有"呕家圣药"之称。适量食用姜还能增强食欲，缓解食欲减退。准备粳米100克，姜末适量。姜末、粳米一起放入锅中，加适量水，先用大火煮沸，再转小火煮至粥稠即可。

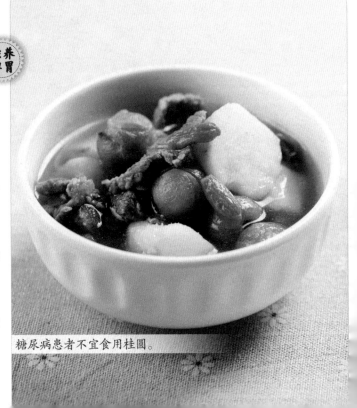

滋养脾胃

牛肉桂圆汤可以养胃祛寒。牛肉可以补中益气、强健筋骨、止渴、暖胃，适宜脾胃寒者食用。准备牛肉片60克，白萝卜片70克，桂圆、枸杞子、盐各适量。牛肉片略汆，锅中加水烧开，放入牛肉片、白萝卜片，用中火煮至食材熟透，放入桂圆、枸杞子，加盐调味即可。

糖尿病患者不宜食用桂圆。

按摩气海穴、关元穴、胃俞穴

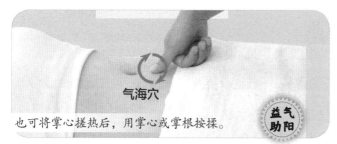

也可将掌心搓热后，用掌心或掌根按揉。

益气助阳

气海穴是任脉上的要穴。用拇指指腹对气海穴进行环状按揉，可以分小圈、中圈、大圈依次进行，每次按摩 5 分钟左右，有益气助阳的功效。

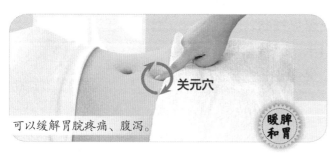

可以缓解胃脘疼痛、腹泻。

暖脾和胃

关元穴在脐中下 3 寸，可以采用指揉法、指按法进行按摩，用力应轻柔和缓，揉法可行 50~100 次，按法可按 1~2 分钟，早晚各 1 次，有培补元气的功效。

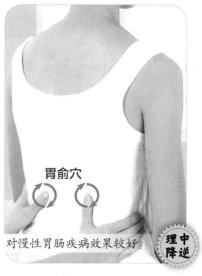

对慢性胃肠疾病效果较好。

理中降逆

胃俞穴是胃气转输于后背体表的穴位。用双手拇指指腹或中指指腹分别点按、揉按 2~3 分钟，病程长者可按摩 5 分钟以上，以局部有酸胀感为佳，早晚各 1 次，有和胃健脾、理中降逆的功效。

中药方 对症调理

中药方及功效	适用人群
☑ **温胃舒颗粒**具有温中养胃、行气止痛的功效	适用于中焦虚寒所致的胃痛
☑ **理中汤**具有温中养胃的功效	适用于因脾胃虚寒所致呕吐、腹痛、腹满不食者
☑ **桂附理中汤**具有温中散寒、补气健脾的功效	适用于脾胃虚寒、阳虚失血者
☑ **良附丸**具有温胃理气的功效	适用于寒凝气滞、上腹胀痛、胸腹胀满者

口干、口臭，
小心胃火在燃烧

有些人被口臭问题困扰，这可能是胃火过旺引起的，中医称之为"胃热证"。过量食用辛辣、刺激以及温燥、肥甘厚腻食物，会导致湿热蕴结胃内，使胃的受纳腐熟功能减退。食物长期在胃内停留，就会出现口臭症状，同时会伴有呕吐、大便秘结、放屁臭秽、胃内灼热感、口舌生疮、牙龈肿痛、舌苔黄厚等症状。

临床表现为牙龈肿痛、口干、口苦、口臭、嘈杂易饥、便秘、烦热、牙疼、牙龈出血、颐肿、面赤等。

胃热的典型症状

牙龈肿痛
胃部热盛化火，熏蒸牙齿，出现牙龈肿痛的症状。

口臭
胃腑热盛，废气产生，废气循经上行，表现为口臭。

嘈杂易饥
胃热太盛，消化太快，就会出现嘈杂易饥的症状。

便秘
胃火过盛会灼烧阴液，产生大便秘结的症状。

口舌生疮
胃热过盛，热积化火，火性上炎，时间长了，会引起口舌生疮。

口渴
胃火过盛，灼烧津液，就会出现口渴的症状。

作息调理

平时要养成良好的作息习惯，避免过度熬夜或者劳累，适当增加运动锻炼，提高机体免疫能力，对胃热症状也有一定帮助。

药物调理

常用的清胃凉血中成药有牛黄解毒片、维C银翘片以及清火片等，可以起到清热、解毒、泻火、通便的功效。但具体的药物使用情况，还需要遵医嘱。

穴位按摩

胃火大的人，可对胃经上的厉兑穴进行刺激，具有清胃热的功效，可改善口苦、胃灼热等不适。

曲池穴能散风除热，可有效改善胃火上炎所致的牙痛，也能防治急性胃肠炎，具有多种保健功效，可经常刺激。

饮食宜忌

胃热者宜食小米、小麦、茭白、西瓜、香蕉、枇杷、梨、桃子、兔肉等；不宜食羊肉、鸡肉、河虾、海虾、桂圆、荔枝、肉桂、干姜等。

运动调养

适当的运动也可以清掉体内的胃火，比如摇摆双臂。

身体自然站立，手脚与肩同宽，手臂向上举，双臂向一个方向摇摆。手臂摆向左侧时，头部要缓慢地向左侧转动至最大程度，停留数秒，使意念从胸到左脚，然后手臂摆向右侧，头也向右，意念从胸到右脚。反复做30次。

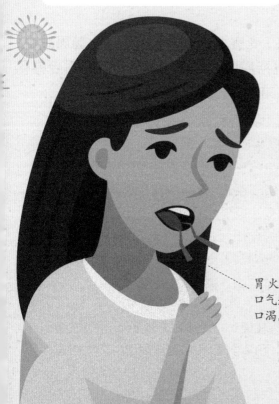

胃火过旺的人口气热臭，经常口渴。

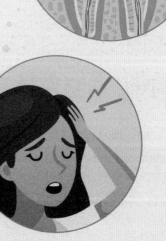

牙龈红肿、牙齿肿痛，会牵引头脑一起疼痛。

第十章 小肠主管营养分配，小肠健康心也安

小肠，受盛之官

《黄帝内经·素问》中说"小肠者，受盛之官，化物出焉"。小肠居腹中，上接幽门，与胃相通，下连大肠，包括回肠、空肠、十二指肠，主受盛化物和泌别清浊，与心相表里，属火属阳。

 小肠主受盛化物

受盛，接受，以器盛物之意；化物，变化、消化、化生之谓。小肠的受盛化物功能主要表现在两个方面：一是小肠受盛了由胃腑下移而来的初步消化的饮食物，起到容器的作用，即受盛作用；二是经胃初步消化的饮食物，在小肠内必须停留一定的时间，由小肠对其进一步消化和吸收，将水谷化为可以被机体利用的营养物质，精微由此而出，糟粕由此下输于大肠，即化物作用。

在病理上，小肠受盛功能失调，传化停止，则气机失于通调，滞而为痛，表现为腹部疼痛等。若化物功能失常，可以导致消化、吸收障碍，表现为腹胀、腹泻、便溏等。

 小肠主泌别清浊

泌，即分泌；别，即分别；清，即精微物质；浊，即代谢产物。所谓泌别清浊，是指小肠对胃初步消化的饮食物，在进一步消化的同时，随之进行分别水谷精微和代谢产物的过程。分清，就是将饮食物中的精华部分，包括汤饮化生的津液和食物化生的精微进行吸收，再通过脾升清散精的作用，上

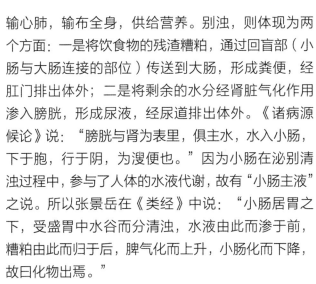

输心肺，输布全身，供给营养。别浊，则体现为两个方面：一是将饮食物的残渣糟粕，通过回盲部（小肠与大肠连接的部位）传送到大肠，形成粪便，经肛门排出体外；二是将剩余的水分经肾脏气化作用渗入膀胱，形成尿液，经尿道排出体外。《诸病源候论》说："膀胱与肾为表里，俱主水，水入小肠，下于胞，行于阴，为溲便也。"因为小肠在泌别清浊过程中，参与了人体的水液代谢，故有"小肠主液"之说。所以张景岳在《类经》中说："小肠居胃之下，受盛胃中水谷而分清浊，水液由此而渗于前，糟粕由此而归于后，脾气化而上升，小肠化而下降，故曰化物出焉。"

小肠分清别浊的功能正常，则水液和糟粕各走其道而二便正常。若小肠功能失调，清浊不分，水液归于糟粕，即可出现水谷混杂，导致便溏、泄泻等。因"小肠主液"，故小肠分清别浊功能失常不仅影响大便，而且也影响小便，表现为小便短少。故泄泻初期常用"利小便即所以实大便"的方法治疗。

小肠的受盛化物和泌别清浊，即消化吸收过程，是整个消化过程的重要阶段。在这一过程中，食糜进一步消化，将水谷化为清（即精微，含津液）和浊（即糟粕，含废液）两部分，前者赖脾之转输而被吸收，后者下降入大肠。在脏象学说中，往往把小肠的消化吸收功能归属于脾胃纳运的范畴内。脾胃纳运功能，实际上包括了现代消化生理学的全部内容，以及营养生理学的部分内容。故曰："人纳水谷，脾化精微之气以上升，小肠化糟粕传于大肠而下降。"所谓"脾化精微之气以上升"，实际上指小肠消化吸收的功能。所以，小肠消化吸收不良之候，属脾失健运范畴之内，多从脾胃论治。

小便灼热，
是心火下移了

小便灼热是小肠实热引起的，而小肠有实热，大多与心火旺盛有关。因为心与小肠为表里，心火旺盛下移小肠，导致小肠里热炽盛。另外，饮食不节、暴饮暴食会造成脾胃湿热，时间久了也会下移小肠，造成小肠实热。

临床症状有口渴、口舌生疮、心烦失眠、小便赤涩、小便灼热、尿血、舌红苔黄、脉数。

作息调理

小肠实热证患者要调整生活作息，不能熬夜，保持规律作息。同时也要保持情绪平和，调整自己的心态，尽量保持平稳，不要过度紧张和压抑。

小肠实热的典型症状

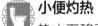

发热、口渴

小肠实热多是因心火炽盛引起，心火泄于肌表，且可导致津液减少，出现发热、口渴的情况。

心烦、失眠

因心火炽盛，导致心神不宁，无法正常入睡，且睡眠时总感觉烦躁不安，引起心烦、失眠的症状。

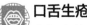

小便灼热

热火下移至膀胱，则小便灼热并伴有量少、色黄。

口舌生疮

心经有热，心火下移小肠，原发在心。舌为心之苗，所以会口舌生疮。

药物调理

小肠实热证可以在医师指导下服用导赤散、牛黄解毒丸、三金片等药物来治疗。其中导赤散由生地黄、木通、生甘草、竹叶组成，可以清心、利水、养阴。

还可以口服清心通淋的中药方剂，常用的是小蓟饮子。

穴位按摩

用食指指尖掐按少泽穴，酸痛感明显。每次掐按 2~3 分钟，左右手交替，早晚各 1 次。

用拇指指腹先按压后溪穴 2~3 分钟，再旋转按揉后溪穴 2~3 分钟；也可用腕关节带动双手，轻松地来回滚动，即可达到刺激的效果，每次刺激 3~5 分钟。

饮食宜忌

小肠实热患者饮食应以清淡为主，多吃蔬菜、水果，多吃提高免疫力的食物，以增强体质。平时还要合理搭配膳食，注意营养充足。此外，患者还需注意忌烟酒，忌食辛辣、油腻、生冷的食物。

食疗调养

猪肚炖莲子：准备鲜猪肚 1 只，白莲子 50 克，薏苡仁 25 克，白胡椒碎 10 克，姜 2 片，葱白 2 段，枸杞子适量。猪肚洗净，氽水去腥，切成长条，与其他配料一起放进锅中炖熟即可。

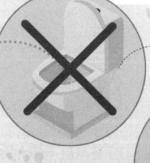

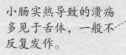

小便排泄困难，排泄的时候会有尿道灼痛的感觉。

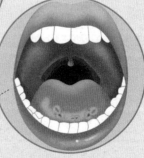

小肠实热导致的溃疡多见于舌体，一般不反复发作。

肠鸣、腹泻，也许是小肠太寒了

　　吃点凉的就跑厕所，肚子老是咕咕叫，可能是小肠虚寒的表现。小肠虚寒是指阳气不足，小肠受盛化物功能低下，虚寒内生，清浊不分的病理变化。多因寒邪侵犯小肠，或是饮食不节，损伤脾胃，而致小肠化物、分清泌浊的功能发生障碍；劳倦内伤，素体阳虚也可见小肠虚寒。

　　临床多见腹痛绵绵、喜温喜按、肠鸣、泄泻、面色萎黄、神疲乏力、小便频数而清长，并伴有畏寒肢冷、舌质淡苔薄白、脉缓弱等症。

小肠虚寒的典型症状

肠鸣腹泻
阳气虚衰，小肠泌别清浊功能减弱，水湿下走肠间，则肠鸣腹泻。

尿频
水液下渗膀胱，则小便频数清长。

舌苔白
舌苔白为虚寒之象，还可并见面色萎黄、神疲乏力、脉缓弱。

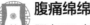

腹痛绵绵
阳气亏虚，阴寒内盛，温煦推动乏力，小肠气机不畅，故腹痛绵绵，喜温喜按，畏寒肢冷。

药物调理

　　本证病因在于寒邪侵犯小肠，故调理当从温通小肠入手。可选吴茱萸汤与理中汤进行调理。

　　吴茱萸汤具有温中补虚、降逆止呕的功效；理中汤可温胃散寒、补脾益气。

外敷疗法

　　1. 葱白捣烂，锅内加热后敷于脐部。

　　2. 干姜、炙厚朴、肉桂末各3克，用纱布贴脐上。

　　3. 炮姜30克，炙附子10克，研细为末，敷于脐腹。

穴位按摩

　　可按摩神阙穴和小肠俞穴。神阙穴在脐中央，有培元固本、和胃理肠的功效，可顺时针方向揉按5分钟，力度适中。按摩小肠俞穴可将手掌心搓热后放在腰骶部往下擦，擦到发热为止。

饮食宜忌

　　小肠主受盛化物，接受由胃初步消化的饮食，故饮食上同养胃一样，三餐饮食应以温、软、淡、素、鲜为宜。要注意忌口，不吃过冷、过烫、过硬、过辣等刺激性、寒凉以及不易消化的食物。

食疗调养

党参鹌鹑汤：

准备党参、山药各10克，鹌鹑1只。鹌鹑处理干净后，锅中放猪油，加姜、葱调味，再放鹌鹑，稍炒，放党参、山药和适量清水，炖至肉熟起锅。吃鹌鹑饮汤即可。

腹痛连续不断，大便多稀薄或呈稀水样。

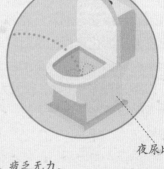

夜尿比较多。

自觉身冷、疲乏无力，面色多发黄。

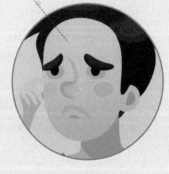

第十一章 大肠运营"垃圾"，大肠通畅一身轻松

大肠，传导之官

《黄帝内经·素问》说"大肠者，传道之官，变化出焉"。此处"传道"中的"道"同"导"，"传道"就是"传导"，有转送运输的含义。意思是说大肠负责管理输送，能使糟粕化成粪便排出体外。

 大肠传导糟粕

　　大肠的主要功能是传导糟粕，排泄大便。大肠接受小肠下移的饮食残渣，再吸收其中剩余的水分和养料，使其余的形成粪便，最后经肛门排出体外，这是整个消化过程的最后阶段，故大肠有"传导之腑""传导之官"之称。但是这种传导过程并不能由大肠独立完成，必须要有以下脏腑的参与。

　　第一，肺气下达，行气大肠。肺与大肠相表里，以经络相连，以气相通。肺气通过呼吸，其气下降，行气于大肠，有节奏地推动糟粕沿大肠管道向下传导。

　　第二，胃气下行，依次传下。胃气下行，以润大肠之气，行气于大肠，以此推动大肠之气传导糟粕，是大肠传导糟粕的重要一环。

　　第三，肾阳蒸化，温养大肠。肾阳温化大肠，使糟粕成便形。

　　第四，肝气疏泄，畅其气机。肝气疏泄作用于大肠，使其机枢调和，气血通畅，糟粕粪便才能顺利地排出。

　　如果大肠出现问题，传导失常，会表现为大便质和量的变化以及排便次数的改变，比如大便秘结或泄泻；若湿热蕴结于大肠，大肠气滞，又会出现腹痛、里急后重、下痢脓血等症状。

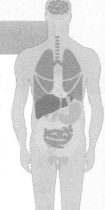

 ## 大肠吸收津液

大肠重新吸收水分，参与调节体内水液代谢的功能，称之为"大肠主津"。大肠这种重新吸收水分的功能与体内水液代谢有关。所以大肠的病变多与津液有关。若大肠虚寒，无力吸收水分，则水谷杂下，出现肠鸣、腹痛、泄泻等；大肠有实热，消耗水分，肠液干枯，肠道失润，又会出现大便秘结不通之症。机体所需之水，绝大部分是在小肠或大肠中被吸收的，故《脾胃论》说："大肠主津，小肠主液。大肠、小肠受胃之荣气，乃能行津液于上焦，溉灌皮毛，充实腠理。"

大肠排除毒素，安定神志

中医称大肠为"传不洁之道"。这里的"不洁"所指的就是"废物"。饮食水谷经运化转输后，下注大肠之不洁糟粕，故应及时排便。若热邪结于阳明大肠，耗其阴津，引起便结，不洁之物在肠中存留过久，会引起运化转输病状。如《伤寒论》指出："六七日不大便，烦不解，腹满而痛者，此有燥屎也。"

"腹满而痛"必然引起呕恶、纳呆、厌食等，如热扰神明，还能引起神志病状。《伤寒论》数次言及"大便难，不大便五六日""上至十余日"而出现"烦不解""心中懊而烦""烦躁发作有时者""谵语""喘冒不能卧者""独语如见鬼状"等。对于热实结于阳明大肠，大便秘结者，张仲景主张用大承气汤，泻于体外。

魄门（即肛门）为五脏使，糟粕不能久藏。在正常生理情况下，大肠能及时从魄门排不洁之物于体外，不致久存，以利肠胃之正常运化转输，以保神志之安谧和清明。

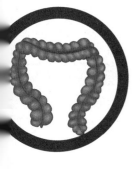 ## 大肠以通为用，以降为顺

六腑以通为用，以降为顺，尤以大肠为最。大肠在脏腑功能活动中，始终处于不断地承受小肠下移的饮食残渣并形成粪便而排泄糟粕的状态，表现为积聚与输送并存，实而不能满，所以通降下行为大肠的重要生理特性。大肠通降失常，以糟粕内结、壅塞不通为多，所以大肠容易表现为实证。

大便干燥，
原来是大肠太干了

大便太干燥，像羊屎蛋一样，几天才拉一次，这是便秘的表现，这种便秘可能和大肠太干燥有关系。中医称之为"肠燥津亏证"，是指津液亏损、肠失濡润、传导失职，以大便燥结难下及津亏症状为主要表现。多因素体阴津不足，或年老阴津亏损，或嗜食辛辣之物，或汗、吐、下太过，或温热病后期耗伤阴液所致。临床应由专业医生进行辨证论治。

肠燥津亏证的主要临床表现为大便干燥如羊屎，数日一行，腹胀作痛，或见左上腹包块、口干或臭、头晕、舌红少津、苔黄燥、脉细涩等。

肠燥津亏的典型症状

 便秘、大便干结
肠道干燥，缺乏阴液的濡养，所以大便会秘结，甚者数日一行。

 口燥咽干
肠道津液亏虚，不能上承，则口燥咽干。

 头晕
大便日久不解，腑气不通，秽浊之气不得下泄而上逆，故头晕。

腹痛
肠道干燥，无法排泄身体中的废物，积于肠道，导致腹痛。

 药物调理
麻子仁丸、五仁丸等润下剂适用于津枯肠燥所致的大便秘结证。其中麻子仁丸具有润肠泻热、行气通便的功效，主治由肠胃燥热、脾津不足、肠道失于濡润所致的病症；五仁丸具有润肠通便的功效，主治津枯便秘。

 穴位按摩
肠燥便秘不通，可以用按摩穴位的方式来调理。比如按摩天枢穴、大横穴、支沟穴，可以促进肠道蠕动，改善肠道功能，对于便秘、腹痛、腹胀都有很好的缓解作用。可以用三根手指，以中指为中心顺时针方向按揉，每天50~100次。

 运动指导
运动对于改善便秘是有很大帮助的，可以促进肠胃蠕动，促进排便，改善便秘的症状。走一字步、卷腹运动、腹式呼吸以及按摩腹部等都有助于改善便秘的症状。如果便秘严重，应积极到医院治疗。

饮食宜忌

多吃新鲜蔬菜和水果，补充肠道内水分，如芹菜、白菜、苹果、香蕉、雪梨等，从而缓解便秘症状；五谷杂粮富含膳食纤维，能够促进胃肠道蠕动，缓解肠燥便秘的现象，如荞麦、燕麦、玉米、黄豆、黑豆等。忌食辛辣刺激性食物，忌烟酒及烧烤、火锅，忌腌制、油炸食品，不要熬夜。

食疗调养

白萝卜泡菜：

白萝卜具有促消化、健脾等功效，因此肠燥便秘的患者可以吃白萝卜。白萝卜洗净，切块，加粗盐、白糖抓匀后放置1小时，取出白萝卜块，控干水分并拧干，加入配料调匀，放入一个密封的保鲜盒内，入冰箱内冷藏1天即可食用。

大便干燥会有腹痛的症状。

体内缺少阴液，所以总是感觉口渴，喝完水会暂时缓解。

腹泻还带血，要警惕溃疡性结肠炎

经常腹泻、腹痛，大便不仅有黏液，还带血，这可能是溃疡性结肠炎的征兆。此病主要是肠道炎症导致溃烂出血。病位在大肠，但与脾、胃、肝、肾等多个脏腑功能失调密切相关，系由外感六淫疫毒、内伤饮食七情、脏腑功能失调等综合因素所致。分为急性和慢性。

临床表现以腹泻、黏液脓血便、腹痛及里急后重为主要症状，伴有全身症状，严重者会并发脱水、休克。

溃疡性结肠炎的典型症状

腹痛
脐部多有痛感，闷痛较轻，可有不同程度压痛。

腹泻
轻者每天腹泻数次，重者每天腹泻数十次；呈黄色水样便，可有泡沫或少量黏液，重者可带少量脓血。

伴随症状
伴有不同程度恶心、呕吐、腹胀、头痛、四肢无力。

脱水、休克
严重腹泻者可导致脱水、电解质紊乱，甚至休克。

急救处理
患病期间应注意保暖，可用热毛巾或热水袋热敷腹部，以促进局部的血液循环，减轻痉挛，缓解腹痛。

穴位按摩
溃疡性结肠炎是一种慢性非特异性肠道炎症性疾病。中医认为，慢性肠炎多由脾胃虚弱导致，可以通过按摩脾俞穴、胃俞穴、大肠俞穴达到补养脾胃、缓解腹泻的效果。

运动指导
急性发作期应注意卧床休息，减少活动；恢复期可进行适量的缓慢活动，如散步，避免剧烈运动；痊愈后可加强运动量，如骑车、跑步等，以增强体质，提高免疫力。

饮食宜忌

忌食生冷、油腻、高糖、腌制、辛辣等不易消化的食物，以及富含膳食纤维、易胀气的食物。轻症患者不用禁食，病情稳定后，可进食易消化的流质饮食。

预防措施

腹泻时为预防脱水可服用补液盐。以下是两种自制补液盐的方法。

1. 粳米汤 500 毫升，细盐 1.75 克（约半啤酒瓶盖）。

2. 白开水 500 毫升，细盐 1.75 克（约半啤酒瓶盖），白糖 10 克（约 2 小汤勺）。

以上两种补液盐，按每千克体重 20~40 毫升服用，4 小时内服完。

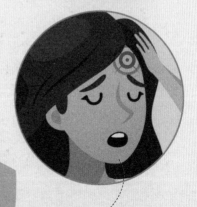

慢性肠炎导致的腹痛多长期、反复发作。

腹泻是肠炎的典型症状，轻者可见水样便，重者见黏液脓血便。

腹泻严重者会导致脱水、休克。

第十二章 膀胱主管"排水"，膀胱好才排得痛快

膀胱，州都之官

《黄帝内经·素问》曰："膀胱者，州都之官，津液藏焉，气化则能出矣。"膀胱又称"净腑""水府"，位于下腹部，在脏腑中居最下，主贮存尿液及排泄尿液，与肾相表里，在五行中属水，性为阳。津液藏于膀胱，要达到"出"的目的要依赖中焦脾气之运化，还有肺气的下注，三焦的气化过程也非常重要，只有三焦气化了，才可以保持三焦道路通畅。一旦肺气失宣，脾气失运，三焦失于气化，津液连到达膀胱的机会都没有，也就谈不上"能出矣"了。

 膀胱气化

中医中的"气化"，有多种含义，这里主要指气机的运动变化，即在膀胱等脏腑功能作用下，水液中的多种物质变化为尿液的过程。

《黄帝内经·灵枢》认为，膀胱气化源于三焦，是在肾、脾、肺等脏腑功能配合下，通过膀胱自身阳气的蒸化，以实现其"津液出焉"。

膀胱的气化作用，主要是指气化津液而为溺；其次是气化津液而为汗。"中西医汇通派"创始人之一唐宗海认为膀胱之阳，可化为气，其直出者，"上口鼻而为气"，横出者，达肌肤"发于皮毛而为汗"。膀胱气化则能"出"者，主要是指下出前阴而为溺；其次亦指外出皮毛为汗和上出口鼻为气等作用。

膀胱贮存尿液

　　膀胱有贮存尿液的功能，"津液之余者，入胞则为小便""小便者，水液之余也"，所以尿液是津液代谢的产物，讲尿液形成之前先讲津液。

　　津液是机体一切正常水液的总称，分为津和液。质地较清稀，流动性较大，布散于体表皮肤、肌肉和孔窍，并能渗入血脉之内起滋润作用的，称为"津"；质地较浓稠，流动性较小，灌注于骨节、脏腑、脑、髓等起濡养作用的，称为"液"。

　　津液要到达膀胱需要经过很多道程序，在代谢过程中，津液通过肺、脾、肾三脏的功能布散全身，发挥濡润机体的作用。被人体利用之后即是"津液之余"者，下归于肾。经肾的气化作用，升清降浊，清者回流体内，浊者下输于膀胱，变成尿液。

　　小便与津液常常相互影响，如果津液缺乏，则小便短少；反之，小便过多也会使身体丧失津液。

膀胱排泄小便

　　膀胱可将尿液排出体外。尿液贮存于膀胱，这与"气化"有关。膀胱的气化失司，开合失权，可出现小便不利或癃闭，以及尿频、尿急、遗尿、小便不禁等。膀胱的病变多与肾有关，临床治疗小便异常，常从肾治之。

膀胱司开合

　　膀胱具有司开合的生理特性。膀胱为人体水液汇聚之所，故称之为"津液之腑""州都之官"。膀胱赖其开合作用，以维持其贮尿和排尿的协调平衡。

尿黄、尿痛，可能是膀胱湿热

中医认为"肾司二便"，排尿出现问题首先想到的可能就是肾脏出现问题，就像前面提到尿频、遗尿时要考虑自己是不是肾气不固。但是在中医脏腑理论中，膀胱和尿液的关系更直接，所以小便出现问题也要考虑到膀胱是不是出了问题。若是经常尿黄、尿痛，甚至排尿可见砂石，就有可能是膀胱湿热所致。

什么是膀胱湿热

膀胱湿热指湿热蕴结膀胱，膀胱气化不利所表现的证候。膀胱湿热多与饮食不当、外邪侵扰和肝气郁结有关。

多食肥甘、辛辣的食物，可能会使脾胃失去健运功能，湿邪困脾，日久化热，终至湿热下蓄膀胱，从而引起膀胱湿热；湿邪与热邪侵入人体，会导致全身脏腑经络运行受阻，使全身出现湿热的症状，侵犯下焦，就会导致膀胱湿热；肝气郁结，气郁化火，郁滞下焦，影响膀胱气化，气不化津且与热相结合，湿热留滞而导致膀胱湿热。

临床表现为尿黄、尿痛、尿频、尿急、小腹胀痛、小便短赤或浑浊、尿血、尿中见砂石，或伴有发热、腰痛、舌红苔黄腻、脉滑数。

膀胱湿热的典型症状

尿黄、尿痛

膀胱内有湿热，湿热会下迫尿道，则见尿色黄赤浑浊、尿道赤痛、尿频尿急；若湿热灼伤血络，则见尿血。

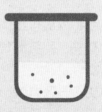

尿中有砂石

膀胱中的湿热长时间存在，会持续灼烧膀胱中的尿液，尿液中的杂质因此会被煎熬成砂石，因此膀胱湿热会有尿液中见砂石的症状。严重者可能出现小便不通。

养护膀胱小贴士

膀胱湿热大多数和急性膀胱炎有关，这时需要应用抗生素类药物治疗，可以遵医嘱口服阿莫西林。此外，也有可能和膀胱结核有关，此时则需要配合医生应用抗结核类药物，比如利福平，还可服用中药，如八正散。

生活上预防和调理膀胱湿热，饮食上要避免吃辛辣刺激的食物，多吃一些祛湿除热的食物，常见的有赤小豆、冬瓜等。个人卫生上要注意私处清洁卫生、每天更换内裤、清洗外阴。生活习惯上要保持规律睡眠和适当体育运动，以便能增强机体免疫力，促进膀胱湿热尽快恢复。还要多饮水，加速膀胱新陈代谢和修复。避免经常憋尿，长时间憋尿会导致膀胱黏膜充血，易引起膀胱黏膜受损。

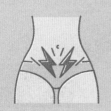

小腹胀痛

膀胱位于人体小腹部，膀胱不适、气化不利时，就会出现小腹胀痛的症状。

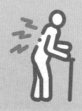

腰痛

膀胱中的湿热时间长了，热气会熏蒸膀胱以上的脏腑，如果波及了肾脏，就会出现腰痛的症状。

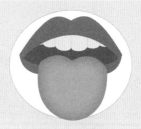

舌红、苔黄腻

舌红、苔黄腻，脉滑数，为湿热内盛之象。

申时，学习运动效率高

15：00—17：00 为申时，此时是足太阳膀胱经当令，宜养膀胱。膀胱经在申时气血最旺，此时肾脏的功能也会得到调理和改善，人的大脑这时候也会比平时更灵活。此时不仅是人体代谢活动的高峰阶段，也是工作、学习、锻炼身体不错的时段。

日常调理，巧除湿热

调理膀胱湿热时，以清利湿热、利尿通淋为主。要养成良好的饮食习惯，多食清淡的食物。避免过度劳累，保持健康的生活作息。

多吃赤小豆、紫菜

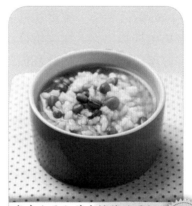

煮赤小豆之前先炒然后再加水煮，会烂得快一点。

健脾利水

赤小豆糯米粥有健脾利水的功效。赤小豆有润肠通便、降血压、降血脂、调节血糖、预防结石、健美减肥等诸多作用。准备赤小豆 30 克，加水煮熟后，再入糯米 15 克煮成粥，适合早餐食用。

清热利尿

海米紫菜蛋花汤可清热利水、软坚散结，对于膀胱湿热引起的尿频、尿急有调理作用。准备紫菜 25 克，鸡蛋 2 个，虾仁、盐、香油各适量。将紫菜泡发，洗净，虾仁洗净；鸡蛋磕入碗内搅匀。锅内放水烧沸，放入虾仁、紫菜后，加盐调味，水开后倒入鸡蛋煮成蛋花，淋上香油即成。

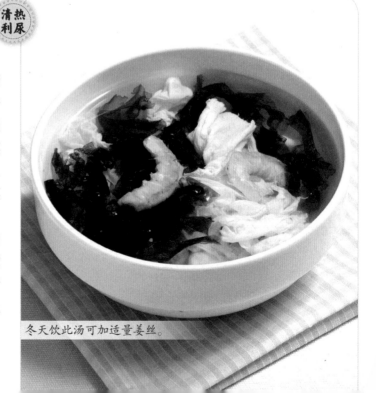

冬天饮此汤可加适量姜丝。

按摩中极穴、三阴交穴、膀胱俞穴

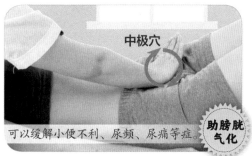

可以缓解小便不利、尿频、尿痛等症。

助膀胱气化

中极穴是膀胱募穴。用掌根对中极穴进行环状按揉，每次按揉 2 分钟，每天 2 次，能助膀胱气化。

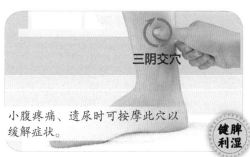

小腹疼痛、遗尿时可按摩此穴以缓解症状。

健脾利湿

三阴交穴是足三阴经的交会穴。用拇指轻柔地按摩 5 分钟，以微微有酸胀感为宜，有健脾利湿、通淋的作用。

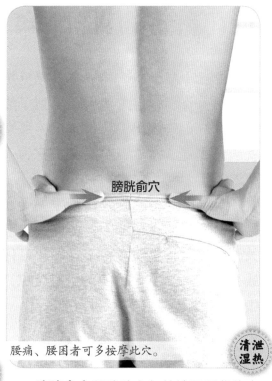

膀胱俞穴

腰痛、腰困者可多按摩此穴。

清泄湿热

膀胱俞穴是膀胱之气转输于后背体表的穴位。以双手拇指分别对两侧膀胱俞穴进行按压，手法要均匀、柔和、渗透，以局部有酸痛感为佳，有通利膀胱的功效。

中药方 对症调理

中药方及功效	适用人群
☑ **八正散**具有清热通淋、泻火利尿的功效	适用于膀胱湿热所致尿频、尿急、尿痛、小便不畅者
☑ **六一散**具有清热利湿、清暑的功效	适用于感受暑热所致发热、身倦、小便短少者
☑ **散淋汤**具有补肾、清热利湿的功效	适用于因肾虚所致膀胱湿热者

小儿遗尿，有可能是膀胱虚寒

提起小孩子尿床，很多人感觉是挺正常的一件事，但是如果孩子到了能控制排尿的年龄还出现这种情况，那家长就应该重视了。这在中医上被称为"小儿遗尿"，和膀胱虚寒有关。

膀胱虚寒指膀胱气化不足或受寒邪影响而丧失约束的能力，多与肾阳虚有关，另外，与年幼发育不全、年老体弱或久病失调也有关，多见畏寒肢凉、小腹冷痛、小便失禁或不利、苔白滑。

膀胱虚寒的典型症状

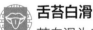

小便失禁

膀胱约束尿液赖于肾气的固摄，当肾气不足、肾阳虚衰时，膀胱则会因固摄无权而出现遗尿。

小腹冷痛

膀胱的生理部位是在小腹中央，所以当膀胱虚寒时，小腹会出现冷痛。

舌苔白滑

苔白滑为表寒证或里湿证的表现。

肢寒体冷

肾阳虚衰，不能温煦肢体，所以会肢寒体冷。

药物调理

膀胱虚寒的患者可以吃缩泉丸、四神丸、附子理中丸、右归丸等中成药。用药需经医师指导，不可私自用药。

作息调理

患者需要保持规律作息，避免熬夜，同时避免久坐。可以通过多喝水加速膀胱代谢，不憋尿，减少尿液在膀胱潴留，降低膀胱炎、膀胱结石等病变发生概率。

穴位按摩

水道穴中的"水道"意思是"水液所出的通道"。本穴能行水利尿，主治膀胱虚寒、痛引阴中，或膀胱热结、小便不通。可以用中间三指按揉水道穴1~3分钟。

饮食宜忌

适当多吃进补滋养性食物，如牛奶、排骨汤、新鲜蔬菜、板栗等。饮食不宜过咸，避免生冷寒凉的食物，如西瓜等。

食疗调养

白果炖猪膀胱：取新鲜猪膀胱 1 个，白果 15 克，白胡椒 15 粒。将猪膀胱切开洗净，装入白果（或加薏苡仁、莲子），撒入白胡椒。炖烂后分次食用。此药膳有固肾缩尿的功效，适用于小儿体虚遗尿、小便无力、周身疲累、纳差。

膀胱虚寒者多形寒肢冷、面色淡白。

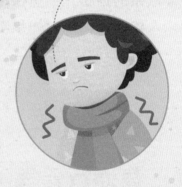

若 3 岁以下小儿见遗尿，多是未养成排尿习惯，不作病论。

第十三章 三焦总领五脏六腑，三焦通畅百病消

三焦，决渎之官

三焦，是脏象学说中的一个特有名称。三焦是上焦、中焦、下焦的合称，为六腑之一，属脏腑中最大的腑，又称外腑、孤脏。三焦主升降诸气和通行水液。三焦相当于人体五脏六腑之间联系的通道，三焦保持通畅，人体才能健康。如果不通畅，人就会生病。

三焦的形态

三焦的形态，作为一个学术问题，可以被进一步探讨，但是，这对脏象学说本身并不是主要的问题。因为脏腑概念与解剖学的脏器概念不同，中医学将三焦单独列为一腑，并非仅是根据解剖形态来说，更因为三焦是根据生理病理现象的联系而建立起来的一个功能系统。

总观三焦，膈以上为上焦，包括心与肺；横膈以下到脐为中焦，包括脾与胃；脐以下至二阴为下焦，包括肝、肾、大小肠、膀胱、女子胞（子宫）等。肝脏按其部位，应划归中焦，但因它与肾关系密切，故将肝和肾一同划归下焦。三焦的功能实际上是五脏六腑全部功能的总体。

🔍 三焦通行元气

元气（又名原气）是人体最根本的气，根源于肾，由先天之精所化，赖后天之精以养，为人体脏腑阴阳之本，生命活动的原动力。元气通过三焦而输布到五脏六腑，充沛于全身，以激发、推动各个脏腑组织的功能活动。所以说，三焦是元气运行的通道。气化运动是生命的基本特征。因此，三焦通行元气的功能，关系到整个人体的气化作用。故《中藏经》曰："三焦者，人之三元气也……总领五脏六腑、荣卫经络、内外左右上下之气也。三焦通，则内外左右上下皆通也。其于周身灌体，和内调外，荣左养右，导上宣下，莫大于此者也。"

三焦疏通水道

三焦能调控体内整个水液代谢过程。其中，上焦之肺，为水之上源，以宣发肃降而通调水道；中焦之脾、胃，运化并输布津液于肺；下焦之肾、膀胱，蒸腾气化，使水液上归于脾、肺，再参与体内代谢，下形成尿液排出体外。三焦为水液的生成敷布、升降出入的道路。三焦气治，则脉络通而水道利。三焦在水液代谢过程中的协调平衡作用，称之为"三焦气化"。三焦通行水液的功能，实际上是对肺、脾、肾等脏腑参与水液代谢功能的总括。

三焦运行水谷

三焦具有运行水谷、协助输布精微、排泄废物的作用。其中，上焦心、肺有输布精微之功；中焦脾、胃有消化吸收和转输之用；下焦肾和大肠则有排泄粪便和尿液的作用。三焦运化水谷、协助消化吸收的功能，是对脾、胃、肝、肾、心、肺、大小肠等脏腑完成水谷消化吸收与排泄功能的概括。

上焦如雾

上焦如雾是指上焦主宣发卫气，敷布精微的作用。上焦接收来自中焦脾、胃的水谷精微，通过心、肺的宣发敷布，布散于全身，发挥其营养滋润作用，若雾露之溉。因上焦接纳精微而布散，故又称"上焦主纳"。

中焦如沤

中焦如沤是指脾、胃运化水谷，化生气血的作用。胃受纳腐熟水谷，由脾之运化而形成水谷精微，以此化生气血，并通过脾的升清转输作用，将水谷精微上输于心、肺以濡养周身。因中焦运化水谷精微，故称"中焦主化"。

下焦如渎

下焦如渎是指肾、膀胱、大小肠等脏腑主分别清浊、排泄废物的作用。下焦将饮食物的残渣糟粕传送到大肠，变成粪便，从肛门排出体外，并将体内剩余的水液，通过肾和膀胱的气化作用变成尿液，从尿道排出体外。因下焦疏通二便，排泄废物，故又称"下焦主出"。

三伏天当心三焦上火

三伏天正是高温天气，容易汗出，热亦随之而出。若贪凉致毛窍闭塞，热不能出，则聚而上行，表现为三焦上火的症状，如心烦、牙痛、便秘等。过食辛辣及情志不畅亦可引起三焦上火。

上焦火，常见症状包括头疼目赤、口干舌燥、口舌生疮、心烦口渴、心悸、失眠等。中焦火，常见症状包括脘腹胀满、嗳气上逆、多食多饮，可伴有牙龈肿痛、牙龈出血、口臭、身体烦热等症状。下焦火，常见症状包括眼睛分泌物多、口干舌燥、目赤耳鸣、便秘、小便短黄疼痛、阴部瘙痒、心烦易怒、两胁胀痛，女性见白带增多且色黄等。

三焦上火的典型症状

头痛目赤
上焦火旺，火性上炎，会上扰清窍，影响到头目就会头痛目赤。

脘腹胀满

中焦火旺，影响到脾胃的运化能力，就会出现脘腹胀满的症状。

便秘
下焦火旺，津液亏虚，无力濡养肠道，会有便秘的症状。

心烦、失眠

三焦火旺，影响到身体的阴液，身体阴阳失调，出现失眠、心烦的症状。

日常调理

上焦火——泡脚。泡脚时用中药液或精油帮助促进全身的血液循环，以帮助降火。

中焦火——改变用餐习惯。三餐要定时，少食多餐，注意细嚼慢咽，饭后适当散步，防止胃中食物停滞而导致脾胃上火。

下焦火——经常运动。可以通过散步、游泳、跑步等来进行锻炼，祛除下焦火。

穴位按摩

支沟穴，有清热泻火、通利三焦之效。在手前臂外侧，腕背横纹上3寸，前臂的尺骨、桡骨之间取穴。采取指揉法，以拇指指腹按于穴位，其余四指于前臂内侧固定，拇指稍用力按揉，感觉酸胀为度。每次按揉2~3分钟，每天可行多次。

饮食宜忌

　　三焦火旺的人宜食清淡富含营养的食物，忌食辛辣、刺激、油腻的食物，忌饮酒等。

食疗调养

　　灭上焦之火，宜清心泻火，可用麦冬泡茶，用淡竹叶、黄连煮水，或用莲子心泡水当茶饮用。

　　灭中焦之火，可用黄连、芦根、知母煎汤当茶饮用。

　　灭下焦之火，可选用龙胆草、夏枯草、黄芩煎服；也可用菊花、牡丹皮、生地黄、决明子、枸杞子、女贞子滋阴清热。

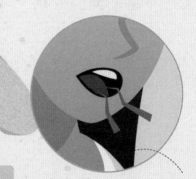

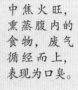

中焦火旺，熏蒸腹内的食物，废气循经而上，表现为口臭。

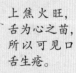

上焦火旺，舌为心之苗，所以可见口舌生疮。

爱上火又怕冷，多半是上热下寒

很多人口腔容易上火，但是手脚还是冰凉的，这是为什么呢？这种情况其实在现实生活中越来越常见，中医称为"上热下寒"。

上热下寒属于中医寒热错杂的表现，指心火不能与肾水相交，多是中焦不通，脾胃不好所致。临床常见口舌生疮、面红目赤、咽喉肿痛，伴有胃脘冷痛、大便溏泻，男性可见遗精，女性见月经不畅等。

上热下寒的典型症状

药物调理

上热下寒可以服用交泰丸、乌梅丸治疗，也可以用泻心汤类，但其种类较多，需要临床医师辨证治疗。

穴位按摩

按摩胃俞穴、中脘穴、丰隆穴等穴位，起到打通中焦，宣畅中焦气机，调理上焦热、下焦寒的作用。

口舌生疮
中焦不通，心火不能下至于肾，郁积在上焦，灼烧津液，导致口舌生疮。

胃脘冷痛
中焦水湿内停，缺少心火的温煦而造成胃脘冷痛。

大便溏泻
肾水本应上济于心，但现在只能停滞下焦。下焦脏器缺乏温煦，功能减弱，出现溏泻。

月经不畅
下焦虚寒，会影响血液的正常运行，而长时间虚寒，会产生瘀血，导致月经不畅。

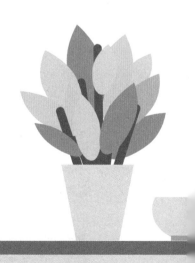

饮食宜忌

饮食上应避免冷饮以及辛辣刺激的食物，如冰激凌、冰咖啡、火锅等，以免加重症状；可常吃红枣、核桃、山药、南瓜等，并且适量吃水果，如苹果、橙子、猕猴桃等，滋补身体。

食疗调养

怀山药百合养脾汤： 百合 20 克，莲子 25 克，玉竹 15 克，茯苓 15 克，怀山药 25 克（新鲜怀山药则用 80 克），瘦肉或排骨 500 克。以上食材洗净，加水炖 1.5 小时后加盐调味即可食用，每周 2~3 次。

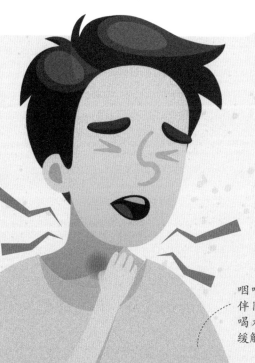

咽喉疼痛多伴随口渴，喝水可暂时缓解。

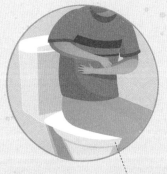

腹痛一般和大便溏泻伴随出现。